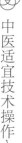

中医适宜技术操作入门丛书

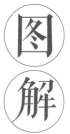

图解

刺络放血疗法

◉ 总 主 编　张伯礼

◉ 副总主编　郭 义　王金贵

◉ 主 编　陈泽林　高靓

中国医药科技出版社

内 容 提 要

　　本着"看得懂、学得会、用得上"的编写原则，本书重点突出刺络放血的临床操作技术及相关知识。全书图文并茂，更配以操作视频，用二维码的形式附于正文相应位置，方便实用，真正实现"看得见的操作、听得见的讲解"。适于广大针灸临床工作者、基层医师及中医爱好者参考使用。

图书在版编目（CIP）数据

　　图解刺络放血疗法 / 陈泽林，高靓主编 . — 北京：中国医药科技出版社，2018.1

　　（中医适宜技术操作入门丛书）

　　ISBN 978-7-5067-9578-4

　　Ⅰ．①图… 　Ⅱ．①陈… ②高… 　Ⅲ．①放血疗法（中医）—图解

Ⅳ．① R245.31-64

　　中国版本图书馆 CIP 数据核字（2017）第 218198 号

本书视频音像电子出版物专用书号：

ISBN 978-7-88728-191-3

美术编辑　　陈君杞

版式设计　　也　在

出版　　中国医药科技出版社

地址　　北京市海淀区文慧园北路甲 22 号

邮编　　100082

电话　　发行：010-62227427　　邮购：010-62236938

网址　　www.cmstp.com

规格　　710×1000mm ¹⁄₁₆

印张　　11 ¹⁄₂

字数　　173 千字

版次　　2018 年 1 月第 1 版

印次　　2018 年 1 月第 1 次印刷

印刷　　北京盛通印刷股份有限公司

经销　　全国各地新华书店

书号　　ISBN978-7-5067-9578-4

定价　　35.00 元

王序

　　中医药是中国古代科学技术的瑰宝，是打开中华文明宝库的钥匙。一直以来，中医药以独特的理论、独特的技术在护佑中华民族健康中发挥着独特的作用。正如习近平总书记在全国卫生与健康大会上所强调的，中医药学是我国各族人民在长期生产、生活和同疾病做斗争中逐步形成并不断丰富发展的医学科学，是我国具有独特理论和技术方法的体系。

　　"千淘万漉虽辛苦，吹尽狂沙始见金。"从针刺到艾灸，从贴敷到推拿，从刮痧到拔罐，这些技术经过历史的筛选，成为中医药这个宝库中的珍宝，以其操作便捷、疗效独特、安全可靠受到历代医家的青睐，并深深地融入人民群众的日常生活中。这些独特的技术不仅成为中医药独特的标识基因，更成为人民群众养生保健、疗病祛疾的重要选择。

　　党的十八大以来，以习近平同志为核心的党中央把中医药提升到国家战略高度、作为建设健康中国的重要内容，提出了一系列振兴发展中医药的新思想、新论断、新要求，谋划和推进了一系列事关中医药发展的重大举措，出台了《中华人民共和国中医药法》，印发了《中医药发展战略规划纲要（2016—2030年）》，建立了国务院中医药工作部际联席会议制度，发表了《中国的中医药》白皮书，推动中医药从认识到实践的全局性、深层次的变化。

　　刚刚胜利闭幕的党的十九大，作出了"坚持中西医并重，传承发展中医药事业"的重大部署，充分体现了以习近平同志为核心的党中央对中医药工作的高度重视和亲切关怀。这为我们在新时代推进中医药振兴发展提供了遵循、指明了方向。

习近平总书记指出，坚持中西医并重，推动中医药与西医药协调发展、相互补充，是我国卫生与健康事业的显著优势。近年来，我们始终坚持以人民为中心的发展思想，按照深化医改"保基本、强基层、建机制"的要求，在基层建立中医馆、国医堂，大力推广中医适宜技术，提升基层中医药服务能力。截至2016年底，97.5%的社区卫生服务中心、94.3%的乡镇卫生院、83.3%的社区卫生服务站和62.8%的村卫生室能够提供中医药服务。"十三五"以来，我们启动实施了基层中医药服务能力提升工程"十三五"行动计划，把大力推广中医适宜技术作为工作重点，并提出了新的更高的要求。

在世界中医药学会联合会中医适宜技术评价与推广委员会、中国健康传媒集团和天津中医药大学的大力支持下，张伯礼院士、郭义教授组织专家对21种中医适宜技术进行了系统梳理，包括拔罐疗法、推拿罐疗法、皮肤针疗法、火针疗法、刮痧疗法、耳针疗法、电针疗法、水针疗法、微针疗法、皮内针疗法、子午流注针法、刺络放血疗法、穴位贴敷疗法、穴位埋线疗法、艾灸疗法、自我康复推拿、小儿推拿、推拿功法、伤科病推拿、内科病推拿、食养食疗法，从基础理论、技法介绍、临床应用等方面详细加以阐述，编纂成《中医适宜技术操作入门丛书》。该丛书理论性、实用性、指导性都很强，语言通俗，图文并茂，还配有操作视频，适合基层医务工作者和中医爱好者学习使用。

希望这套丛书能够让中医适宜技术"飞入寻常百姓家"，更好地造福人民群众健康，为健康中国建设作出贡献。

国家卫生计生委副主任
国家中医药管理局局长
中华中医药学会会长
2017 年 10 月

张序

2016 年 8 月，全国卫生与健康大会在北京召开。这是新世纪以来，具有里程碑式的卫生工作会议，吹响了建设健康中国的号角。习近平总书记出席会议并发表重要讲话。他强调，没有全民健康，就没有全面小康。要把人民健康放在优先发展的战略地位，以普及健康生活、优化健康服务、完善健康保障、建设健康环境、发展健康产业为重点，加快推进健康中国建设，为用中国式办法解决世界医改难题进行了具体部署。

习近平总书记指出，在推进健康中国建设的过程中，要坚持中国特色卫生与健康发展道路。预防为主，中西医并重，推动中医药和西医药相互补充、协调发展，努力实现中医药健康养生文化的创造性转化、创新性发展。中医药要为健康中国建设贡献重要力量。

中医药学是中华民族在长期生产与生活实践中认识生命、维护健康、战胜疾病的经验总结，是中国特色卫生与健康的战略资源。广大人民群众在数千年的医疗实践中，积累了丰富的防病治病经验与方法，形成了众多有特色的中医实用适宜技术。前几十年，由于以药养医引致过度检查、过度医疗，使这些适宜技术被忽视，甚至丢失。这些技术简便验廉，既可以治病，也可以防病保健；既可以在医院使用，也可以在社区家庭应用，在健康中国的建设中大有可为，特别是对基层医疗单位具有重要的实用价值。

　　记得 20 世纪六七十年代有一本书，名为《赤脚医生手册》，这本深紫色塑料皮封面的手册，出版后立刻成为风靡全国的畅销书，赤脚医生几乎人手一册。从常见的感冒发热、腹泻到心脑血管疾病和癌症；从针灸技术操作、中草药到常用西药，无所不有。在长达 30 年的岁月里，《赤脚医生手册》不仅在经济不发达的缺医少药时代为我们国家培养了大量赤脚医生和基层工作人员，解决了几亿人的医疗问题，立下汗马功劳，这本书也可以说是全民健康指导手册。

　　编写一套类似《赤脚医生手册》的中医适宜技术丛书是我多年的夙愿。现在在医改深入进程中，恰逢其时。因此，我们组织天津中医药大学有关专家，在世界中医药学会联合会中医适宜技术评价和推广委员会、中国针灸学会刺络与拔罐专业委员会的大力协助下，在中国医药科技出版社的支持策划下，对千百年来医家用之有效、民间传之已久的一些中医适宜技术做了比较系统的整理，并结合医务工作者的长期实践经验，精心选择了 21 种中医适宜技术，编撰了这套《中医适宜技术操作入门丛书》。

　　丛书总体编写的原则是：看得懂，学得会，用得上。所选疗法疗效确实，安全性好，针对性强，重视操作，力求实用，配有技术操作图解，清晰明了，图文并茂，并把各技术操作方法及要点拍成视频，扫二维码即可进入学习。本丛书详细介绍了各种技术的操作要领、操作流程、适应证和注意事项，以及这些技术治疗的优势病种，使广大读者可以更直观地学习，可供各级医务工作者及广大中医爱好者选择使用。当然，书中难免会有疏漏和不当之处，敬请批评指正，以利再版修正。

中国工程院院士

天津中医药大学校长

中国中医科学院院长

2017 年 7 月

前言

　　中医是中华民族在长期的生产与生活实践中认识生命、维护健康、战胜疾病的宝贵经验总结。广大人民群众在数千年的医疗实践中积累了丰富的防病治病的方法，从而形成了众多中医特有的实用疗法。它们是我国传统医学宝库中的一大瑰宝，也是中医学的重要组成部分。

　　为了继承和发扬这些中医特有的宝贵经验，普及广大民众的医学保健知识，满足广大民众不断增长的自我保健需求，中国医药科技出版社和世界中医药学会联合会组织有关专家，根据中医药理论，对千百年来民间传之已久、医家用之于民、经实践反复验证而使用至今的一些中医实用技术做了系统整理，并结合医务工作者们的长期实践经验，精心选择了 21 种中医实用疗法，编撰了这套《中医适宜技术操作入门丛书》。

　　本丛书所选疗法疗效确实，针对性强，有较高的实用价值。本着"看得懂，学得会，用得上"的原则，我们在编写过程中重视实用和操作，文中配有操作技术的图解，语言表达生动具体、清晰明了，力求做到图文并茂，并把各技术操作方法及要点拍成视频，主要阐述它们的技术要领、规程、适应证和注意事项，使广大读者可以更直观更简便地学习各种技术的具体操作流程。这些适宜技术不但能够保健治病，在关键时刻还可以救急保命，具有疗效显著、取材方便、经济实用、操作简便、不良反应少等特点，非常适合基层医疗机构推广普及，有的疗法老百姓也可以在医生的指导下用来自我治病和保健。

　　本丛书在编写过程中得到了世界中医药学会联合会和中国医药科技出版社的大力支持，中医界众多同道也提出了许多有建设性的建议和指导，由于条件有限，未能一一列出，在此我们深表谢意。由于编者水平有限，书中难免会有疏漏和不当之处，敬请批评指正。

丛书编委会

2017 年 7 月

编写说明

　　放血疗法是世界共同认知的疗法，而中国特色的放血疗法则是刺络放血。作为中医理论源头的《黄帝内经》有四十余篇涉及刺络放血，该疗法与针、灸和药物疗法共列为《黄帝内经》的四大疗法。历代医家有许多都很重视刺络放血疗法，古代医家如金元四大家、杨继洲、王孟英等，现代医家如王秀珍、王峥、喻喜春、李进英等。

　　2003 年 10 月，郭义教授在天津中医药大学成功组织召开了首届全国刺络放血学术研讨会，校长张伯礼院士莅临大会开幕式。2008 年，中国针灸学会刺络与拔罐专业委员会经中国科学技术协会批准、民政部备案后正式挂牌成立，专委会挂靠在天津中医药大学，其创会主任委员和秘书长分别为郭义教授和陈泽林教授。现已连续举办了十届全国性学术研讨会、四届亚洲地区学术交流会，每次参加者逾百人，蒙医、藏医、壮医等其他民族医学的刺络放血专家以及日本刺络学会、韩国天心医学会、马来西亚中医师公会等国外相关学术团体组织也踊跃派代表出席会议。目前郭义教授已主编出版了《中医刺络放血疗法》创新教材，多所高等中医药院校在本科生中开设了"刺络放血疗法"选修课，"刺络放血疗法临床与实践提高班"被批准为国家级中医药继续教育项目；郭义教授主持的"急性中风病意识障碍的手十二井穴刺络放血应急救治技术"被列为国家中医药管理局第二批中医临床适宜技术推广项目，得到了广泛推广应用。全国性的刺络放血研究和临床应用的学术网络体系已经形成。

在刺络放血疗法的临床与实验研究方面，天津中医药大学先后获得了包括国家自然科学基金、天津市自然科学基金等近十项课题的支持，获得了中华中医药学会、中国针灸学会、天津市科学技术委员会的多项科研奖励。北京、安徽等中医药院校也相继开展了刺络放血的相关研究。

本书是《中医适宜技术操作入门丛书》之一，主编陈泽林教授是博士研究生导师，对刺络放血疗法有比较深入的研究。本书沿用丛书图文并茂的风格，并配以主要技法的操作视频，详细解读了刺络放血疗法治疗常见适应证的临床操作方案和技能，全书内容丰富，详略得当，通俗易懂，非常适合各级医院普及本疗法使用。本书中多数病例图片来自诊室的患者自愿提供，部分图片由中国针灸学会刺络与拔罐专业委员会的高级顾问喻喜春老先生提供。感谢为本书提供帮助的各位老师、患者，感谢书中的取穴模特——天津中医药大学针灸推拿学院2012级张俊同学。

中国针灸学会前会长李维衡先生曾说刺络放血疗法"有理论、有依据、有生机、有效果、有市场、有特色、有前途""刺络放血疗法应当好好整理、研究、推广"。相信"简、便、验、廉"的刺络放血疗法在建设具有中国特色医疗卫生保障体系，尤其是农村医疗保障体制中大有可为！希望本书能为读者带来健康，能为刺络放血疗法的发展和应用添砖加瓦。

由于编委会成员的水平有限，本书难免还存在不足之处，敬请广大读者提出宝贵的意见和建议，以便今后修订完善。

编　者

2017年6月

目录
CONTENTS

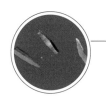

001~020

基础篇

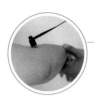

技
法
篇

目
录

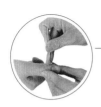

临床篇

图解
刺络放血疗法
TUJIE
CILUO
FANGXUE
LIAOFA

临床篇

刺络放血疗法
是指用三棱针等工具，刺破或划
破体表一定部位，放出适量血液或体
液，以达到防治疾病目的的方法。其主
要的理论基础是经络理论、卫气营血理论、
血络理论。施术部位多选畸络结、反应点
及相应穴位。穴位按照循经、局部、辨
证及随症来选取，同时遵循按经、按
部位、按功能配穴的方法进行
选穴配穴。

基础篇

关键词

○源流，作用特点

○辨络，辨血

○畸络结，反应点

○阿是穴

○选穴，配穴

第一章 历史源流

第一节 中国刺络放血发展史

秦汉时期

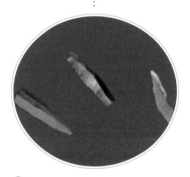

图 1-1 砭石——最早的放血工具

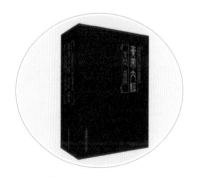

图 1-2 《黄帝内经》

古人用砭石刺血放脓（图 1-1），砭石是最早的刺络放血工具，是三棱针的雏形。秦汉时期，《黄帝内经》的诞生标志着刺络放血疗法理论的形成，为刺络放血疗法的发展奠定了基础（图 1-2），书中对刺络理论、针具、刺法、取穴、主治范围、禁忌证和治病机制等进行了系统阐述。《史记》记载了扁鹊用刺络放血治疗虢国太子尸厥证。神医华佗曾在头部刺络放血治疗曹操头风症。

此时期刺络放血疗法在理论和实践上都得到了提高和发展。皇甫谧的《针灸甲乙经》有独立的"奇邪血络"篇论述络脉病变及刺络疗法（图1-3）。刘元素的"八关大刺"治疗实热证。张子和的《儒门事亲》中几乎全用针刺放血取效。李东垣还将刺血疗法应用于某些虚证。朱丹溪多取三棱针刺络放血来治疗热证、急症。

晋唐金元时期

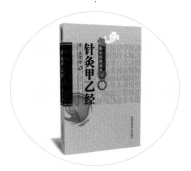

图1-3 《针灸甲乙经》

明清民国时期

明清时期刺络放血疗法有了新的发展，尤其是对瘟毒疫疠的治疗。杨继洲的《针灸大成》（图1-4），记载了手十二井穴刺络放血急救"乃起死回生之妙诀"。郭志邃的《痧胀玉衡》（图1-5），是刺血治疗急症的专著，书中提倡用刮痧放血法治疗痧证。民国年间，温主卿于《中国简明针灸治疗学》一书中的"放痧分经诀"一节里，提出了对于不同经脉的痧证，取相应的四肢末端穴位予以"放痧"，即放血治疗。

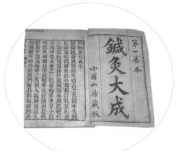

图1-4 《针灸大成》

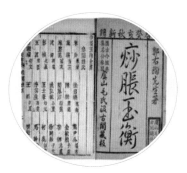

图1-5 《痧胀玉衡》

新中国成立后

此时期刺络放血疗法得到了迅速发展。多部刺络放血疗法的专著问世：《刺血疗法》《刺血医镜》《民间简易疗法刺血》《放血疗法》《中华刺络放血图》《中医络脉放血》等相继出版。2008年，中国针灸学会刺络与拔罐专业委员会成立，标志着刺络放血疗法进入了一个新的发展时期，形成了全国刺络放血的研究与应用体系。学会编写出版的《中医刺络放血疗法》已成为针灸专业学生的辅修教材和针灸临床工作者及针灸爱好者全面学习刺络放血疗法的重要书籍。刺络放血疗法的价值开始越来越多地被人们认识和接受，为伟大的中医学事业发挥着巨大的作用。

第二节　世界其他医学中的放血疗法

中国人熟悉放血疗法是因为它是针灸学的重要组成部分，其实放血疗法更是世界医学的一部分。从史学角度看，不管当今的医学有多么发达，人类的医学史基本上是一部放血疗法史。不管发生在哪一个地域的医学，都有一个共同的起源——放血疗法。

古埃及

公元前1500年左右的古埃及记载了用水蛭吸吮放血治疗来排出污血的方法。古埃及医生称谓的"圣书体"符号文字中，"swnw"的意思是指用箭一样的东西来放血给人治病，后来这种经验的积累变成了放血疗法，这是记录史前文明最早的文字。

古希腊的希波克拉底被西方尊为"医学之父"，是西方医学的奠基人。他的"四体液学说"讲到疾病是由 4 种体液失衡引起，放血可排除多余体液，调节身体平衡，这位"医学之父"也成了西方放血疗法的鼻祖。

中世纪的欧洲，放血疗法盛行，各国每年都有大量医用水蛭用于放血疗法，以至于当时欧洲医生的绰号叫"Leech"（水蛭的英文拼写）。象征放血疗法的标志也与水蛭相关（图 1-6）。

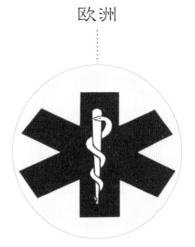

图 1-6　古代放血疗法的标志

印度的《妙闻集》中详细记述了放血疗法的使用器械、操作方法、放血部位、适应证、禁忌证以及术后护理等。外科在印度医学史上具有很高成就，而放血疗法作为常规的外科手术之一，占有非常重要的地位。

伊朗的著名医生 Avicenna 著述《医学经》，该著作详细论述了拔罐放血疗法的原理及治疗范围。直到 17 世纪，欧洲的医学院校仍在教授他的这一著作。穆罕穆德曾明确提出放血疗法是对身体有益的，故在穆斯林世界，即使没有任何病症，也因"圣行"而每 2~3 天放一次血，以防病保健。

日本明治时期，工藤训正的代表作《图说刺络治疗》影响颇大。他成立的"刺络研究会"是现在日本"刺络学会"的前身，他的许多关于刺络理论和技术方面的论述至今仍是日本刺络疗法的标准。

中国刺络疗法的书籍传入韩国，被韩国医生所接受和学习。在民间，医者根据韩医学的理论基础，更是发展出了独特的刺络疗法，其中主要包括谷云刺络疗法、东氏刺络疗法以及心天泻血疗法，对韩医学的发展起到了巨大的推动作用。

第
二
章

理论基础

第一节　中医理论基础

一、经络理论

中医的经络理论是刺络放血疗法应用的理论基础。经络是经脉和络脉的总称，是人体内运行气血津液的通道。经，有路径的含义，经脉贯通上下，沟通内外，是经络系统中的主干；络，有网络的含义，络脉是经脉别出的分支，较经脉细小，纵横交错，遍布全身。《灵枢·脉度》载："经脉为里，支而横者为络，络之别者为孙。"《灵枢·经脉》载："经脉者，常不可见也""诸脉之浮而常见者，皆络脉也。"络脉包括十五络脉和由络脉再次分出的难以计数的浮络、孙络等。（图2-1）

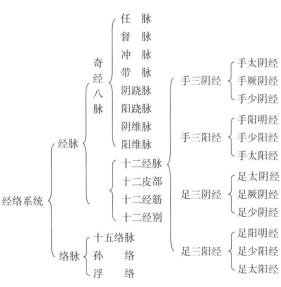

图 2-1　经络系统的组成

与刺络放血疗法相关的主要是经络系统中的络脉系统。《素问·血气形志篇》说："凡治病，必先去其血。"刺络放血刺在"络"，放出的是"血"。"病在血络"是刺络放血疗法的主要作用依据。络脉具有输送营卫气血，渗灌濡养周身组织的作用。《灵枢·本脏》载："经脉者，所以行血气而营阴阳，濡筋骨，利关节者也。"循行于经脉中的营卫气血，正是通过络脉而布散全身，以温养、濡润所有组织，维持人体正常生理功能。络脉中，十五络脉为大络，具有统属全身浮络、孙络的作用，从而使十二经脉气血由线状流行逐渐扩展为面状弥散。三棱针点刺、皮肤针叩刺、刺络拔罐等疗法，都是直接刺激络脉或络脉的分布区（如孙络、浮络之所在）使之出血来达到治疗目的。因此，中医的"络"和"血"及其相关的生理功能、病理变化就构成了刺络放血的主要依据。

络病病机主要在于络脉输布营卫气血的功能受阻，可由外感六淫、跌仆金伤、内伤七情、饥饱劳倦等因素导致，"不通"为病。发病部位广泛，外至肌肤，内至脏腑皆可发病。"久病入络"，络病多为久病、慢性病，不易速愈和传变。络细而密，血行迟慢，一旦邪客，多致气滞血瘀，或痰浊留结，多为有形之滞。络脉有深浅，络中有气血，络邪有久暂，故络脉病证多虚实互见，寒热并存，表现多样，病变复杂。络分阴阳，阳络又称"血络"，一般指分布于上部、浅表可见的络脉。阴络一般指分布于下部、深部不可见的络脉。络在外属阳，热为阳邪，故邪热多伤人阳络，阳络伤轻则发斑、发疹；甚则络脉损伤，血外溢而成咯血、衄血、牙龈出血等症。

二、卫气营血理论

血液是构成和维持人体生命活动的基本物质之一，对机体具有营养和滋润的作用。血的失常包括血虚、血脱、血瘀、血热、血寒和气血不和等，其中血瘀、血热、气血不和与放血疗法关系紧密。

（一）血瘀

指血液的循行迟缓、不流畅的病理状态。气滞而致血行受阻，或气虚而血运迟缓，或痰浊阻于脉络，或寒邪入血，血寒而凝，或邪热入血，煎熬血液等等，以形成血瘀，血液瘀结而成瘀血。瘀血是血瘀的病理产物，而在瘀血形成之后，其又可阻于脉络，成为形成血瘀的一种原因。血瘀的病机主要是血行不畅，血瘀而阻滞在脏腑或经络的某一局部，"不通则痛"，故血瘀的疼痛以刺痛、夜间加重、痛有定处为特点。同时，可伴见面目黧黑、肌肤甲错、唇舌紫暗，以及瘀斑、红缕等血行迟缓和血液瘀滞的征象。血瘀反过来又可加剧气机的阻滞，从而形成气滞导致血瘀、血瘀导致气滞的恶性循环。

（二）血热

指血分有热，血行加速的病理状态。血热多由于邪热入血，或感受他邪化热入血，或情志郁结，五志过极化火，或过食辛辣所致。

（三）气血不和

《素问·调经论》中"血气不和，百病乃变化而生"的论述表明，人体由皮肉、筋骨、经络、脏腑等组织器官所构成。人体生命活动的进行，主要是后天所化生的气血津液，通过经脉输布于全身，营养各个脏腑组织器官以进行功能活动而实现的。人体的气血，在生理上是脏腑经络等组织器官进行功能活动的物质基础。在病理上，气血的失常，必然会影响到机体的各种生理功能，从而导致疾病的产生。所以，脏腑发生病变，不但可以引起本脏腑之气血失常，而且会引起全身气血不和的病理变化，如气滞血瘀、气虚血瘀等。"宛陈则除之"是刺络放血疗法的临床应用大法。

第二节　辨络识血

一、辨络

《素问·经络论》说："阴络之色应其经，阳络之色变无常，随四时而行也。"临床所见，络脉的诊察主要是看皮肤浮络的颜色，它受外界季节气候的影响，冬春略青黑，夏秋略红。

辨络色　《素问·经络篇》曰："夫络脉之见也，其五色各异，青、黄、赤、白、黑不同，其故何也？……岐伯曰：五色具见者，谓之寒热。"《素问·皮部论》曰："其色多青则痛，多黑则痹，黄赤则热，多白则寒，五色皆见，则寒热也……"说明浮络颜色的变化，可诊断疾病。色青主痛；色黑主痹而不通；色黄赤主热；色白主寒；五色俱见主寒热。《灵枢·经脉》曰："凡诊络脉，脉色青则寒且痛，赤则有热。"又曰："胃中寒，手鱼之络多青矣；胃中有热，鱼际络赤，其暴黑者，留久痹也……"以上论述说明，凡诊络脉色青，主寒邪；络脉色赤，主热；手鱼之络见青色，主胃中有寒；鱼际之络见赤色，主胃中有热；若手鱼际络突见黑色，主邪留日久之痹证。总之，观察人体表面浮浅络脉的颜色，可诊断其病邪属性。（图2-2~图2-4为不同颜色的血络）

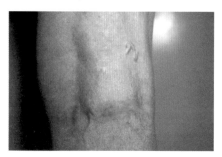

图2-2　*赤色血络*

辨络色

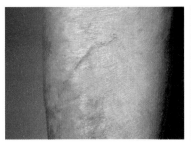 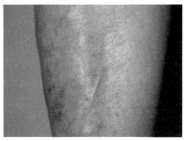

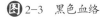
图 2-3　黑色血络　　　　图 2-4　青色血络

辨络形

　　《灵枢·经脉》篇曰："凡此十五络者，实则必见，虚则必下，视之不见，求之上下。"邪气实则血满脉中而明显可见，正气虚则脉络陷下而难见。邪气留于大络，治疗时采取左病刺右，右病刺左的缪刺法；上实下虚的，应该先切脉，随后再行针刺，要寻求络脉郁结所在，刺出其血，以通其气，换言之"结络脉"为络形的变化，是"上实下虚"的诊断依据。《素问·举痛论》曰："……寒气客于脉外则脉寒，脉寒则缩蜷，缩蜷则脉细急，细急则外引小络。"以上论述说明，寒邪客于脉外，收缩拘挛，并牵扯在外小的脉络，会产生疼痛；得热痛止，若再受寒邪侵袭，病痛难治。综上说明观察人体表面络形，可诊断其病性，并为治疗奠定了基础，特别是"索其结络脉"，必以"刺出其血"的治疗方法。

二、辨血

　　外邪入侵首先伤于络，传导入经脉再达于脏腑。而脏腑生疾，也外现于络。可以看出，经络与脏腑的联系十分密切。所以，内疾而影响血行使血色变；外邪入经络扰乱血行，使血色变。故辨血可了解相关疾病变化。

辨血色

血色会根据不同疾病的变化而变化。辨血色，是辨别针刺放出的血色，根据颜色的变化区分病情。

1. 深红色

血色深红，多属于热证。外感热邪，或感他邪化热，消耗阴血，津液不足，可使血呈深红色；五志过极，气郁化火，侵袭血分，血亦呈深红色。如中暑，多因外热侵扰，内阴不固，阳气乱窜，内热亦生，气血受外热与内热侵犯，亦可使血呈深红色。

2. 黑红色

血的色泽为黑红色，可从外伤、内伤进行辨证。外伤导致局部气血瘀滞，血行不畅，往往局部青紫，出血亦呈黑红色；内伤多是脏腑损伤，呼吸、咳嗽活动时，患部常隐痛，外表皮肤无红肿、青紫瘀痕。相应的阿是穴可有压痛。

3. 淡黄色

血色淡黄，一般多见于肘部、膝部关节等处。血色淡黄，多为风湿痹证；血色微红黄，质稀，是轻度风湿痹症；血色浅黄紫，是风湿内窜脏腑，外扰四肢经络。凡风湿痹证属寒邪入侵者，局部皮肤会有一定的湿度，并有严重的风湿痹证征象。此症宜结合拔罐，以散寒除湿。

4. 青紫色

血色青紫，多见于背部、腹部、十指等部位。多因寒邪入侵，伤及脏腑，使气血瘀阻不通所致。脾胃虚寒的患者，胃部多出现发凉感，四肢不得暖，出血亦可见青紫色。

辨出血的动态

临床上，无论是三棱针或梅花针点刺出血时，出血的清淡、凝结、急促、缓慢均与人体内的虚实、寒热有关。

1 清淡难凝

当针刺出血时，血液清淡不易沉凝，是血虚的表现，即清者为营虚。卫气盛而营血弱，多见血虚，如头眩。体内血虚，运行不达四肢，多见肌肤干燥，毛发枯燥不润泽。

2. 沉凝易结

针刺出血后，血液容易沉淀并凝结，可因气虚所致，也可见于实证。营血盛而卫气弱，血沉易凝。另外，阴津不足，血行易滞，亦可见血沉凝易结。

3. 出血缓慢

针刺肌肤后，出血缓慢，多需几次刺血，仍断断续续出血者，多由气亏血虚，脏腑气机衰弱所致。

4. 出血急促

针刺肌肤后，血出急促，多为热盛。因邪热过盛，热邪内扰脏腑，迫使气血受热外窜，故针刺后血流急促。

辨其他

除对针刺出血的血色、动态辨证外，还可以从针刺排出的脓汁、黏性白液、白色粉质物、透明性水液，和水珠悬罐、罐中气暖等进行辨证。从这些特殊的针刺排出物质和拔罐的水、气进行分析，有利于辨证论治。

1. 血挟脓汁

凡在针刺部位出现脓血者，多因外伤、热毒犯内或种种内伤化脓所致。如蚊虫咬伤，恶毒窜入经络或留阻血脉，体内气血循行瘀阻而成疮肿。

辨其他

2.黏性白液

凡在四缝穴、背部、胸部、鱼际等处挑刺出白色的黏性液体者，多见于小儿疳积，是由脾胃虚损，水谷运化失调，气血功能不畅，局部络脉供血不足所致。

3.白色粉质物

在四肢腕部，脚背上的肿结，触之不疼，用针刺肿结，可挤压出粉质似的白粒。此为络脉长久瘀血阻结，内化成肿结所致。

4.透明性水液

在患者局部刺络后，肌肤流出透明水液，多见于浮肿，可分为虚、实两证。实证多由外邪侵袭，肺失宣降，膀胱气化失常所致；虚证多由脾肾阳虚，不能运化水湿所致。

5.水珠悬罐

在刺络放血后，用火罐拔吸，或直接用火罐拔吸，如果罐壁上有水珠悬挂，多见于体内寒湿过重者。寒湿窜入机体，流入络脉。当针刺拔罐时，腠理宣开，寒邪湿气随之被吸入罐内，故水珠悬罐。另外，风湿过重，湿气外泄入罐，也会在罐壁上呈现水气状。

6.罐中气暖

刺络后，用火罐吸拔，取罐时手伸进罐内，有温热感觉。此种情况，是多见于体内湿热过重或热毒壅盛者。

第三节 特点及作用

一、特点

（一）适应证广

刺络放血疗法历史悠久，源远流长，治病范围较广。其中有显著疗效的病证就有 50 多种，如急性扭伤、腰痛、疟疾、跌打损伤等。取得较好疗效的病证近 100 种，如老年慢性支气管炎、轻度精神分裂症、脑震荡后遗症、咽喉炎、腹泻等。

（二）疗效迅速

刺络放血疗法能在较短时间内减轻或控制主要症状，特别是在抢救休克或中暑病人时，几分钟或几小时内就能控制症状，而且退热较快，一般持续不退的高热，通过放血可以迅速降温。

（三）操作简便

刺络放血疗法的操作相对简便，一般不需要特殊的用具，简便易学，容易掌握。但应用时须特别注意无菌操作和防止交叉感染。

（四）副作用少

如果操作规范，除针刺和时有疼痛感，一般无副作用，不会引起患者的不适与其他副作用，具有安全无毒的特点。

（五）协助诊断

医生还可以根据刺出血液的性状及其他病理变化来协助诊断，例如血色的深浅、出血的难易、血质的稀稠等。

二、作用

泻热解毒

阳热内盛，火热内扰，可致多种病证，常表现为心烦不安、口舌生疮、肢体疼痛肿胀、急躁易怒，甚至发热、神昏、谵语等症状。刺络放血疗法可以直接使火热之邪随血而泻，适用于多种实热证。如因毒火亢盛而致的"红丝疗"，以及毒邪浸淫而生的疮疡痈疽，放血不仅能使机体的毒邪随血排出，而更重要的是通过"理血调气"的作用，使人体功能恢复正常，以抑制病邪的深入。

消肿止痛

肿痛多由于气滞血涩，使经络瘀滞而造成。刺络放血疗法可以直接通过放血，使经脉中瘀滞的病邪得泄，进而经脉畅通，肿痛即止。临床许多急性病，例如咽喉肿痛、偏头痛等，使用刺络放血疗法后，能迅速收到很好的消肿止痛效果。

祛风止痒

皮肤瘙痒多由风邪留滞血脉所致，故有"治风先治血，血行风自灭"的治疗原则。刺络放血通过理血调气，使血脉畅通而风邪无所留存，从而达到祛风止痒的作用。

醒神开窍

对于猝然昏倒，惊厥不省人事的闭证而言，刺络放血能醒神开窍，起到急救作用。

止呕止泻

急性呕吐多属胃热炽盛，或肝气横逆犯胃，或食滞停留，放血能泻热平肝降逆，并有疏导肠胃，使积滞下行的作用，故能镇吐止呕。而对于肠胃积滞化热而成的实热泻，或感触流行时疫，造成清浊不分的泄泻等，应用放血疗法则可以涩肠止泻，其机制是通过泻火降热而达到升清降浊的作用。

缓解麻木

气虚不能帅血达于四末，或者血虚失于濡养，则往往出现麻木症状。用毫针点刺患侧肢体的穴位，使其少量出血，从而气血得通，麻木得解。

第四节　施术部位的选择

刺络放血疗法的施术部位主要有血络、阳性反应点、病灶及穴位。血络指肉眼能够看到的深部或浅部血络，如头面、舌下、腘窝、肘窝、腰背、耳背等处显露的静脉。阳性反应点指丘疹、结节状物、暗红点、压敏点等处。病灶指疮毒疖肿、皮肤病的皮损区、瘰疬、腱鞘囊肿、蛇虫咬伤等处。穴位常取血络比较丰富部位的腧穴、经外奇穴及阿是穴等。要注意刺络放血的腧穴的选穴特点及配穴特点。

一、选穴特点

刺络放血疗法选穴也要遵循循经远取、局部、辨证和对症刺络放血，常用的经穴有十二井穴、尺泽、曲泽、委中等，常用的经外奇穴有十宣、太阳、耳尖、耳垂、金津、玉液等。

循经刺络放血　　本法是经络学说在刺络放血疗法中的具体应用。如急性扁桃体炎、咽炎刺少商、鱼际、商阳。选取四肢肘、膝关节以下的穴位处血络，来治疗头面五官、脏腑之疾病等。

局部刺络放血　　根据传统穴位的近治作用，身体某部位发生病变，可以选取病变所在部位或邻近部位的有关穴位来治疗。如《疮疡全书》治丹毒，用"三棱针刺毒上二三十针"，即为直接于病灶处刺络放血。现代针灸临床常用于丹毒、带状疱疹、软组织损伤、牛皮癣、急性乳腺炎等的刺络放血治疗。

辨证刺络放血　　主要是根据疾病的性质，按脏腑经络辨证选用穴位。例如肺实热证取尺泽、少商放血，目赤肿痛取太冲放血等。

对症刺络放血　　本法是针对某些疾病的症状来选用一定的穴位，如腰痛取委中，头痛取太阳，痛经取三阴交，高热取大椎、耳尖，脱肛取长强、承山等。

二、配穴原则

刺络放血的配穴原则包括按经配穴、按部配穴和按功能配穴等。

按经配穴

本法是以经络循行的理论为指导而进行的一种配穴方法，分本经配穴、表里经配穴和同名经配穴。

1. 本经配穴

即病在何经，就取何经穴位放血。一般是在病变的经脉局部和邻近部位，远离病变局部的本经穴位，即"三部配穴法"。

2. 表里经配穴

即某一脏腑、经脉有病，除选取本经脉的腧穴外，同时配以表里经有关腧穴刺络放血治疗。

3. 同名经配穴

即在同名经同气相求理论的指导下，以手足同名经腧穴相配。如治疗牙痛、面瘫、阳明头痛，以手足阳明经的曲池、内庭相配刺络放血治疗。

按部配穴

本法分为前后配穴、左右配穴和上下配穴。

1. 前后配穴

又称为"腹背阴阳配穴"之法，是以身体前后部位所在腧穴相互配伍的方法。如膻中、天宗刺络放血治疗急性乳腺炎，可起到"从阴引阳，从阳引阴"的作用，以达到协调阴阳的作用。

2. 左右配穴

即为"缪刺"之法，是针对络脉病变而采用"病在左则刺其右、病在右则刺其左"的交叉取穴刺络放血方法。

3. 上下配穴

上指腰部以上，下指腰部以下。临床上将《灵枢·终始》所说的"病在上者下取之，病在下者高取之，病在头者取之足，病在足者取之腘"综合运用，即为上下配穴。例如风火牙痛，上取合谷，下配内庭。

**按功能
配穴**

　　某些有特殊功效的配穴组方刺络放血，对某些病证有特殊疗效。如大椎、合谷、曲池刺络放血退热，委中、阿是刺络放血治疗急性腰扭伤，皆为历代医家根据临床经验总结的有效功能配穴。

刺络放血疗法
的操作工具较多，本篇主要介绍了
传统工具如三棱针、圆利针、皮肤针、
毫针、火针、镵针的特点及操作要领和适宜
部位。同时还介绍了现代新型工具或代用工
具，如采血器、小眉刀、注射器针头等的操
作。每种工具有各自的操作要领、最佳适
应证或者适应部位等。最后简述了刺络
放血疗法的出血量、术后处理、注
意事项、适应证和禁忌。

技法篇

关键词

○工具，操作要领

○出血量，术后处理

○适应证，注意事项

○禁忌

常用工具

第三章

第一节 传统针具

一、三棱针

一般用不锈钢制成，针柄较粗呈圆柱形，或缠有铜丝，或加有塑料柄，针身呈三棱形，头端三面有刃，针尖锋利，常用规格有大、中、小 3 个型号。三棱针为刺络放血疗法的专用工具（图 3-1）。

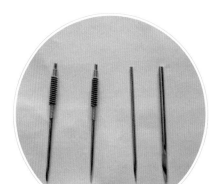

图3-1　不同规格的三棱针

二、圆利针

一般用不锈钢制成，形状似毫针，但针身较粗，直径为 8mm。针尖锐利且圆，针身长 2~6cm 不等，常用者为针身长 4cm 的圆利针。圆利针也为刺络放血疗法的常用工具（图 3-2）。

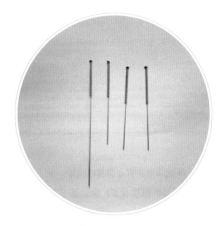

图3-2　圆利针

三、皮肤针

皮肤针针头呈小锤型，由多根短针集成一束或均匀附于莲蓬状的针盘上，并固定在针柄上制成。根据短针支数的不同又分为梅花针（5只短针）、七星针（7只短针）、罗汉针（18只短针）等。针尖不宜太锐或太钝，呈松针形。全束针尖应平齐，避免出现歪斜、钩曲、锈蚀或缺损等现象。检查针具时，可用干棉球轻触针尖，若针尖有钩曲或缺损，则棉絮易被带动。临床上以七星针和梅花针最为常用（图3-3）。

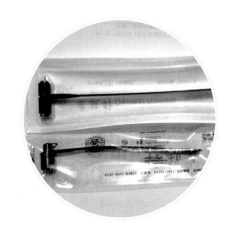

图3-3　皮肤针

四、毫针

毫针是针灸临床最常用的针具，虽然不是刺络放血的专用工具，但有时也代用之。可用于刺络放血的毫针多为较粗和较短规格的，如26号、28号的0.5寸、1寸或者1.5寸的毫针。毫针是用金属制成的，其中以不锈钢为制针材料者最常用，并由针尖、针身、针根、针柄、针尾五部分组成（图3-4）。

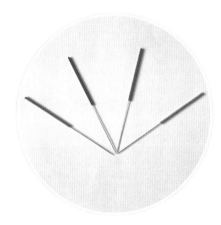

图3-4　毫针

五、火针

火针多选用耐高温、不退火、不易折、硬度强的钨锰合金材料制作，针柄多用铜丝缠绕，有粗细之分和单头、多头及平头之分。常用的有单头火针、三头火针、平头火针等。用于刺络放血疗法的多为单头火针（图3-5）。单头火针根据粗细又有细火针（针头直径约 0.5mm）、中火针（针头直径约 0.8mm）和粗火针（针头直径约 1.2mm）三种规格，现代还有三棱火针（图3-6）。

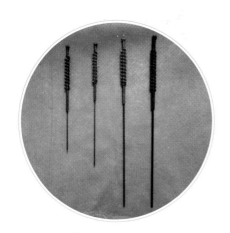

图 3-5　单头火针

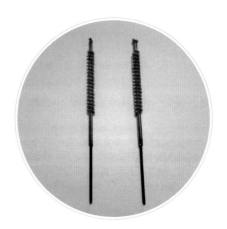

图 3-6　三棱火针

六、镵针

镵针是《黄帝内经》九针的一种，曰："一曰镵针，长一寸六分。"其形如农具之犁头，其针头宽扁似三角形，底边及一斜边有窄刃且锐利，并且两者夹成一个前向的锐角，其主要作用部位是底边刃及锐角尖。现多用不锈钢做针柄，用钼质金属制针体。适宜于划割赘生物及浅刺法出血（图3-7）。

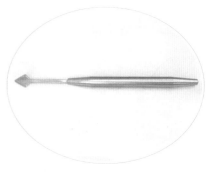

图 3-7　镵针

第二节　新型针具

一、采血针

为临床化验在耳垂采血的工具，也多用于耳穴与四肢末梢的井穴点刺放血。采血针为不锈钢材料制作，形状类似钢笔尖，尖端锐利，针柄长 2cm，为半圆弧形（图 3-8）。

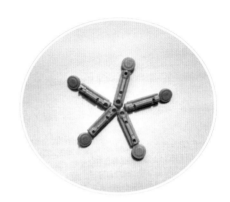

图3-8　采血针

二、采血器

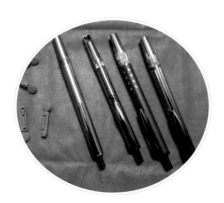

图3-9　单针采血器

◯　单针采血器

为现代研制的新型刺络工具。其形状类似圆珠笔，末端可拆卸，以安装一次性采血针，上端有弹簧、扳机装置，按动扳机后靠弹簧的推力迅速将针尖刺入皮肤，针尖旋即又退回（图3-9）。由于刺血时速度快、减轻了痛感，又安全，所以近些年在临床上迅速推广应用。

四针采血器

为现代研制的新型刺血工具。其
形状似笔，但下端较粗，下端可拆卸，
可安装带有四孔底座的四枚一次性采
血针，上端有弹簧和扳机装置，按动
扳机后，四枚采血针靠弹簧的推力迅
速将针刺入皮肤，又旋即退回（图
3-10）。本采血针一次可四针齐发散刺
并配合拔罐法，常用于较大量的放血。

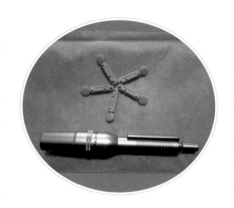

图 3-10 四针采血器

三、小眉刀

也称割治刀，为割治疗法的工
具。其形状似眉毛，故名之。小眉
刀用不锈钢制成，刀锋锐利，刀柄
为圆柱形，常用刀尖刺破表浅的络
脉以放血，是刺络放血的代用工具
（图 3-11）。

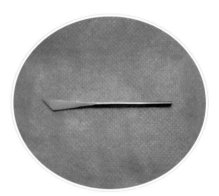

图 3-11 小眉刀

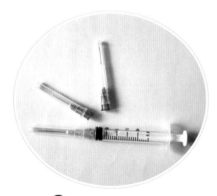

图 3-12 注射器与针头

四、注射针头与注射器

为注射器所用的针头，有多种
型号，临床常代用三棱针、采血针
用于刺络放血，也可像静脉抽血一
样进行放血（图 3-12）。

第三节　辅助工具

罐具

刺络放血时，为了达到足够的放血量，常常配合拔罐法。因此，各种罐具也是刺络放血疗法常用的必备辅助工具。用于刺络放血的罐具多为透明的玻璃罐和有机玻璃制成的抽气罐，以便能够观察出血量的多少。

○ 玻璃罐

用耐热质硬的透明玻璃烧制成的罐具。形如球或笆斗，口平腔大底圆，口缘稍厚略外翻，内外光滑，大小规格多样。其罐透明、吸附力大，易于清洗消毒，适用于全身多处部位（图3-13）。

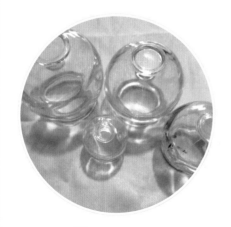

图 3-13　玻璃罐

○ 抽气罐

现在临床常用的抽气罐为有机玻璃制成。罐具有球形、圆柱形、立方形等，罐具上端有抽气和密封装置（图3-14）。

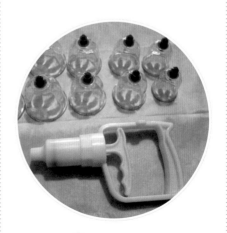

图 3-14　抽气罐

第四章 技术操作

第一节 施术前准备

一、针具选择

根据病情需要和操作部位的不同，选择相应型号的针具。注意针身应光滑、无锈蚀，针尖应锐利、无倒钩。

二、部位选择

部位选择宜根据病情选取适当的施术部位。

三、体位选择

宜选择患者舒适、医者便于操作的治疗体位。临床上，常用的体位有：仰卧位、俯卧位、侧卧位、仰靠坐位、俯伏坐位、侧伏坐位（图4-1~图4-6）。

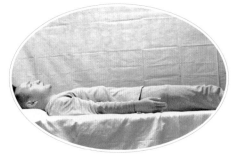

图4-1 仰卧位

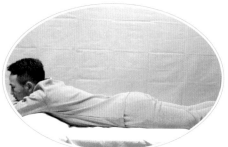

图4-2 俯卧位

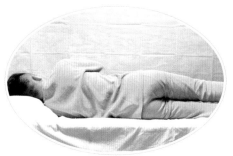

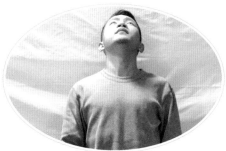

图 4-3　侧卧位　　　　　　图 4-4　仰靠坐位

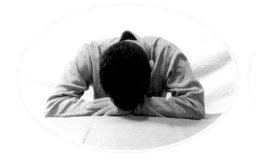

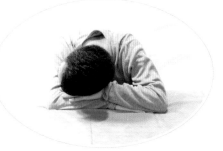

图 4-5　俯伏坐位　　　　　　图 4-6　侧伏坐位

四、环境要求

应注意环境清洁卫生，避免污染。

五、消毒

针具消毒

应选择高压消毒法。宜选择一次性针具，并注意无菌的有效期。

部位消毒

一般部位用 75% 乙醇或碘伏。在表浅静脉上刺入，要用碘伏在施术部位消毒。

◉ 医者消毒

医者双手应用肥皂水清洗干净，再用 75% 乙醇擦拭。提倡医者带一次性消毒手套。

第二节　传统针具施术方法

传统的放血工具有三棱针、圆利针、皮肤针、毫针、小眉刀、火针和镵针。其中圆利针的刺血操作可参照三棱针的操作，本书不作单独介绍。

一、三棱针

三棱针刺络放血的操作方法分为点刺法、刺络法、散刺法和挑治法。圆利针、采血针和毫针可采用三棱针法的点刺法、刺络法、散刺法等操作方法。

持针方法：以右手持针，一般用拇示二指**捏住针柄上段（大号三棱针）、中段（小号三棱针）**，中指指腹紧靠针身的侧面，露出针尖 3~5mm（图 4-7、图 4-8）。

三棱针操作，根据速度分为快刺法、慢刺法；根据力度分为轻刺、重刺；根据深浅分为浅刺、深刺。但常从刺激形式上分为：点刺、刺络、散刺和挑刺。

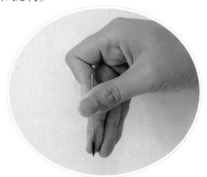

图 4-7　大号三棱针持针法

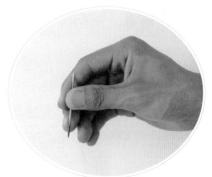

图 4-8　小号三棱针持针法

点刺法

即用三棱针快速刺入人体特定浅表部位后快速出针的方法。

操作方法：

（1）点刺前，可在被刺部位或其周围用推、揉、挤、捋等方法，使局部充血。

（2）点刺时，用一手固定被刺部位，另一手捏紧针身，露出针尖3~5mm，对准所刺部位快速刺入并迅速出针，进出针时针体应保持在同一轴线上并且要快（图4-9）。

（3）点刺后可放出适量血液或黏液，也可辅以推挤方法增加出血量或出液量。

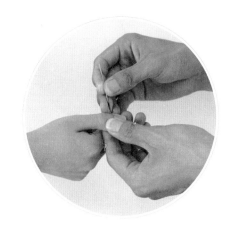

图 4-9　三棱针点刺

适宜部位：多用于指趾末端的十宣、十二井，及头面部的攒竹、上星、太阳、耳尖等穴。

刺络法

即用三棱针刺破人体特定部位的血络，放出适量血液的方法。

操作方法：

（1）扎橡皮管，可用橡皮管结扎在针刺部位的近心端。血络明显时可省去此步骤。

（2）双手配合刺入，左手拇指按压在被刺部位的下端，右手持针，与血络呈45°左右角度刺入，以刺穿血络前壁为度，血络深时刺入宜慢，然后迅速出针（图4-10）。

（3）血液自然流出，出血停止前松开橡皮管，待坏血出尽后自然停止。

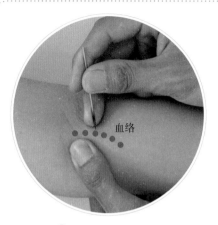

图 4-10　三棱针刺络

（4）加拔罐。在刺络部位可以加拔火罐，以增加出血量。

适宜部位：本法多用于额部、颞部、耳部、背部及四肢等部位的小血络、畸络结，畸络结多数是在病理状态下皮表、皮内或皮下出现的许多或单一的扩张的络脉或络结（见图 2-2~图 2-4）。

散刺法

即用三棱针在人体特定部位施行多点点刺的方法。

操作方法：根据病变部位大小，由病变外缘环行向中心垂直点刺数针。一般进针较浅，散刺后可放出适量血液或黏液，也可辅以拔罐法增加出血量或出液量（图 4-11）。

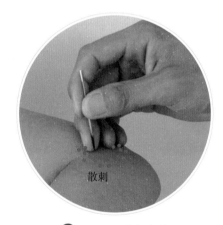

图 4-11　三棱针散刺

适宜部位：主要用于局部瘀血、血肿、疮痈、丹毒及部分疱疹性皮肤病的皮损处等。

挑刺法

即用三棱针刺入人体特定部位，挑破皮肤或皮下组织的方法。

操作方法：用一手捏起并固定被刺部位，另一手持针以 15°~30° **角刺**

入一定深度后，上挑针尖，挑破皮肤及皮下纤维组织，以挑尽为止，亦可通过牵拉摆动加强刺激，并可挤出一定量血液或少量液体（图4-12）。

适宜部位：挑刺的部位多选用背俞穴、阿是穴。在选用随病而起的阳性反应点时，应注意与痣、毛囊炎、色素斑等相鉴别。挑刺时最好选择卧位，便于操作。

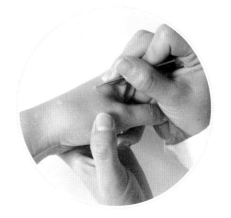

图 4-12　三棱针挑刺法

二、皮肤针

皮肤针操作有轻叩刺、中叩刺和重叩刺三种。皮肤针用于刺络放血，一般采用中叩刺或重叩刺方法。

○ 持针法

软柄皮肤针　将针柄末端置于掌心，拇指居上，食指在下，余指呈握拳状固定针柄末端（图4-13）。

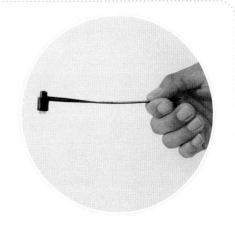

图 4-13　皮肤针软柄持针法

叩刺方法

针尖对准叩刺部位，刺血叩刺一般用中等或较重的腕力，均匀而又有节奏地一上一下，反复叩刺。叩刺腕力的大小与叩刺节奏快慢、针尖接触皮肤的时间长短成反比，但与局部皮肤充血速度、患者的疼痛感觉成正比。叩刺顺序一般应由上到下、由内到外进行；但对皮肤病应由外到内进行叩刺。根据患者的体质及病情，选择刺激强度。**注意针尖与皮肤必须垂直**（图4-14），弹刺要准确，强度要均匀。切忌针尖斜着刺入皮肤或向后拖拉起针（图4-15）。

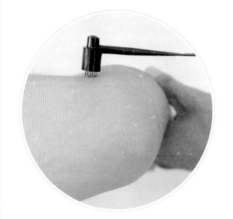

图 4-14 正确的叩刺方法

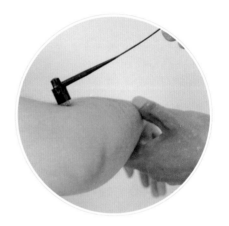

图 4-15 错误的叩刺方法

叩刺部位

可通过以下 3 种方式选择叩刺部位。

1. 穴位叩刺

也称点状叩刺，指选取与疾病相关的**穴位和反应点**叩刺。主要根据穴位的主治作用，选择适当的穴位进行叩刺治疗，临床常用于背俞穴、夹脊穴、某些特定穴及阳性反应点。（图4-16）

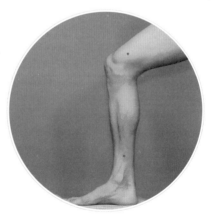

图 4-16 穴位叩刺

2. 循经叩刺

也称条状叩刺，指沿着与疾病有关的经脉循行路线叩刺。主要用于项、背、腰、骶部的督脉和膀胱经。督脉为阳脉之海，能调节一身阳气；五脏六腑的背俞穴，皆分布于膀胱经，故其治疗范围广泛。其次是四肢肘、膝以下的三阴、三阳经，可治疗相应脏腑经络病变。（图4-17）

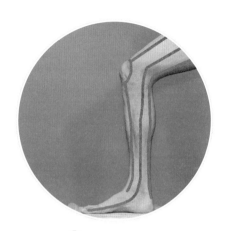

图 4-17　循经叩刺

3. 局部叩刺

指在病变局部叩刺，可分为片状叩刺和环状叩刺。片状叩刺多用于局部皮肤有明显病灶者，如局部扭伤、顽癣、带状疱疹等；环状叩刺多用于关节疾病。（图4-18）

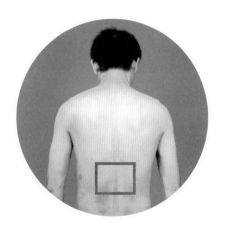

图 4-18　局部叩刺

三、毫针

毫针也可用于刺络放血工具，在缺少三棱针或采血针等便利放血工具，或患者较恐惧针刺放血，或用于儿童的针刺放血时，可以采用单根或多根毫针点刺出血。

持针方法：同三棱针持针法。即用拇示二指捏住针柄下段，中指指腹紧靠针身的侧面，露出 3~5mm（图4-19）。

操作方法：局部消毒后，左手夹持应刺部位的肌肤，右手夹持毫针针身，将针尖对准刺血的部位，**迅速刺入 1~2 分，随即迅速退出，直入直出，以血出为度**（图 4-20）。出针后挤压局部出血数滴。

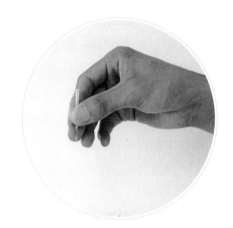
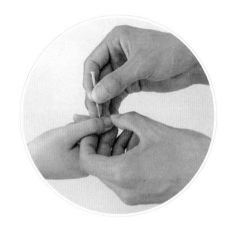

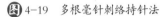

图 4-19　多根毫针刺络持针法　　　图 4-20　多根毫针刺络放血

适宜部位：四肢末端皮下组织较薄处的穴位。

四、火针

火针古称"燔针"，火针刺法古称"焠刺"，即将特制的金属针针体烧红，按一定刺法迅速刺入人体一定部位的针刺方法。火针虽非刺络放血的专门工具，但对于擅长用火针者，其用于刺络放血更为便捷。临床上根据病情需要出血量的多少选择不同粗细规格的单头火针，粗火针泻血量大，细火针泻血量小。

持针方法：执针姿势要注意做到"**手指实、手心虚、手背圆**"，腕部需灵活有力。

操作方法：

（1）火针消毒：施术前点燃酒精灯，**从针根沿针体到针尖连续移动烧红**，针尖及针体前部与灯焰呈锐角在外焰上加热，对针体消毒。

（2）烧针：烧针是使用火针的关键步骤，火针临刺前必须将针烧红，可根据针刺深度，决定针体烧红长度。火针烧灼的程度有 3 种：**白亮、通红或**

微红。若针刺较深，需烧至白亮；若针刺较浅，可烧至通红；若针刺表浅，烧至微红即可。（图4-21）

（3）刺法：①针刺时，局部消毒，左手拿点燃的酒精灯，右手持针，尽量靠近施治部位，烧针后对准针刺部位垂直刺入适当深度，**速进速退**，放出适量血液（图4-22）。②针刺后，出血止后可用无菌棉球按压针孔或配合拔罐。

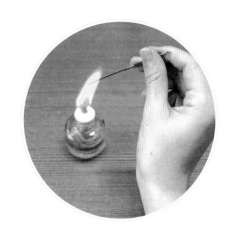

图 4-21　烧针

（4）针具再消毒：为避免由针体产生的交叉感染，出针后应用酒精灯从针根沿针体至针尖连续移动烧红，消毒备用。

适宜部位：火针用于刺络放血的部位多在四肢畸络结、疮痈丹毒、关节扭挫伤瘀血局部；各种原因导致的关节痛局部与周围穴位或表浅静脉等。

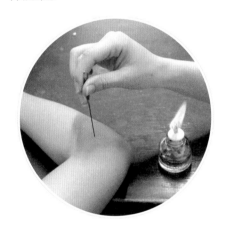

图 4-22　火针刺法

五、鑱针

鑱针的操作常用的有浅刺法和划割法。

操作方法：用拇、食、中三指持钢笔式押持针体（图4-23），根据需要在不同穴位或反应点上施术，以其锋利之刃或较锐之尖，进行皮肤划割或刺入所选部位（图4-24）。划割方向以顺经为佳，划痕长度约为1cm左右。

适宜部位：口腔内颊黏膜上有白斑或紫斑；皮肤病中的湿疹、脓疱疮等；瘰子的割治及疮痈的排脓等。

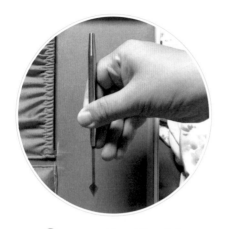

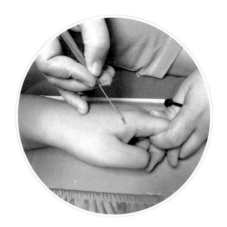

图图 4-23　镵针的持针姿势　　　　图 4-24　镵针的操作

第三节　新型针具施术方法

一、采血针及采血器

如前所述，目前临床上应用的采血针有多种，而采血器有单针和四针之分。不同的采血器配有相应的不同规格的一次性针头，采用采血器刺络放血更便捷、微痛和卫生，是值得推广的刺络放血工具。

持针方法：右手食指、中指、无名指与小指呈半握拳状握住采血器的中部，拇指向上并回曲按到采血器上部的扳机顶端。

操作方法：

（1）针刺前，将采血器下端的可活动部分卸下，安装上一次性针头，再将下端部分安装好。

（2）针刺时，右手食指、中指、无名指与小指呈**半握拳状**握住采血器的中部，拇指向上并回曲按到采血器上部的扳机顶端，将采血器的下端紧按在所刺的穴位或患处的皮肤上，**针体垂直于皮肤**，拇指用力下按，此时针头迅速刺入皮肤又快速回到原位，根据出血量的要求可按一次或数次。（图 4-25）

适宜部位：可广泛用于多个刺络部位，单针采血器多用于耳穴、十二井穴、十宣穴等。由于四针采血器一次可四针齐发，多用于需要放血量大的部位，如背部、腹部、四肢面积较大部位的穴位等。

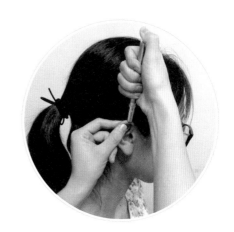

二、小眉刀

图 4-25　采血器耳尖放血

小眉刀刀尖锋利，也是刺络放血的工具。

持刀方法：同三棱针。

操作方法：

（1）速刺法：左手夹持应刺部位的肌肤，右手持刀，将刀尖对准刺血的部位，迅速刺入 1~2 分，随即迅速退出，直入直出，以血出为度，或出针后挤压局部出血数滴（图 4-26）。

（2）割治法：左手固定络脉或切压刺激部位，右手持刀，以右手拇、食二指紧持针柄，中指指端紧靠刀刃背面，使刀刃固定，避免组织损伤过多（图 4-27）。切开络脉或皮肤，出血以需要量为度，然后局部消毒，覆盖敷料，并用胶布固定。

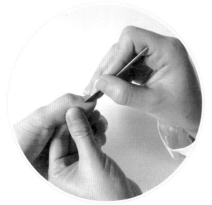

图 4-26　小眉刀速刺

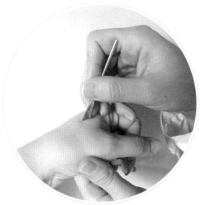

图 4-27　小眉刀割治

适宜部位：速刺法出血量一般较少，多用于指趾末端、耳部、颜面等部位的放血。缓刺法多用于四肢或躯干浅层络（静）脉中等量出血。割治法多用于耳背、鱼际、脚背等部位，适用于外科痈肿、疖等部分皮肤病。

三、注射针头及注射器

注射针头锋利，也是刺络放血的工具之一，注射器还可以起到抽血放血的作用。

持针方法：同三棱针。

操作方法：左手夹持应刺部位的肌肤，右手持注射针头或夹持注射器的注射针头，将针尖对准刺血的部位，**迅速刺入1~2分**，随即迅速退出，**直入直出**（图4-28），以血出为度，出针后挤压局部出血数滴，或刺入后用注射器抽出一定量血液。

适宜部位：四肢末端穴位放血。

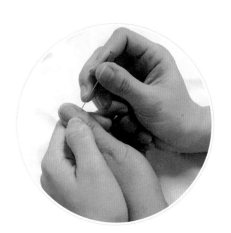

图 4-28 注射针头放血

第四节　辅助工具施术方法

一、刺络拔罐

将刺络放血法与拔罐法结合的方法为刺络拔罐法。即先用刺血工具刺入皮肤后，为了促使血液从针孔中顺利流出，并达到所要求的出血量，再在针孔处吸拔上罐具，靠罐内的负压，将血液从针孔中吸出。操作方法如下：

○ 刺血

用三棱针、皮肤针、火针、采血器以及小眉刀等使皮肤渗血或出血。

○ 拔罐

1. 火罐法

即借助燃烧火力排出罐内空气形成负压，将罐吸附于体表的方法。火罐拔罐用闪火法吸拔罐具。操作方法：在行刺络以后，即用止血钳或镊子等夹 95% 酒精棉球，将其点燃，一手握罐体，将棉球点燃后立即伸入罐内摇晃数圈随即退出（图4-29），速将罐扣于刺络部位。这种方法具有安全、不受体位限制、吸力大等优点。

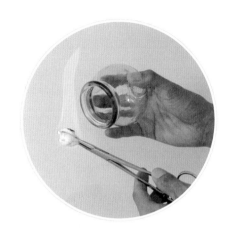

图4-29　火罐闪火法

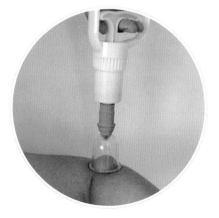

图4-30　抽气罐法

2. 抽气罐法

即用抽吸排出罐内空气形成负压，将罐吸附于体表的方法。先将罐扣在应拔部位，**抽气枪与罐的长轴垂直于所拔部位的皮肤**，用抽气筒将罐内的部分空气抽出，使其吸拔于皮肤上（图4-30）。

◎ 留罐

指将吸拔在皮肤上的罐具留置一定的时间后再将罐具取下的方法（图4-31、图4-32）。留罐时间根据患者年龄、病情、体质以及出血量的多少决定，一般留罐时间为5~15分钟，如罐内出血量大，或位于肌肤浅薄部位，留罐时间不宜过长。

◎ 起罐

1. 火罐起罐

一手握住**罐体腰底部稍倾斜**，另一手拇指或食指**按压罐口边缘的皮肤**，使罐口与皮肤之间产生空隙，空气进入罐内，即可将罐取下，不可硬拉（图4-33）。

2. 抽气罐起罐

提起抽气罐上方的**塞帽**使空气注入罐内，罐具即可脱落（图4-34）。也可用火罐起罐法起罐。

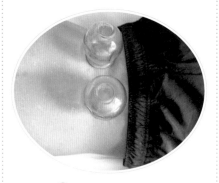

图 4-31　玻璃罐留罐

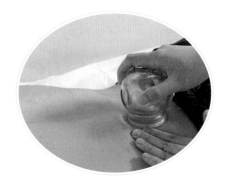

图 4-33　火罐起罐

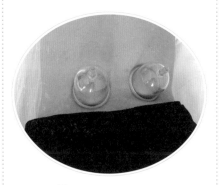

图 4-32　抽气罐留罐

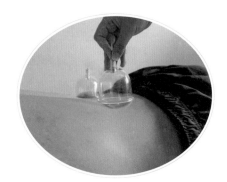

图 4-34　抽气罐起罐

二、注射器抽血

操作方法：

（1）抽血前：按静脉采血常规进行操作，用橡皮带扎住应刺**静脉上方**，医者可**用手拍打抽血部位**，使静脉明显暴露（图4-35）。

（2）抽血时：局部消毒，以左手拇指固定静脉穿刺部位下端，右手拇指和中指持注射器针筒，食指固定针头下座，使针头斜面和针筒刻度向上，沿**静脉走向使针头与皮肤成 30°** 角斜行快速刺入皮肤（图4-36），然后以 5° 角向前穿破静脉壁进入静脉腔，或由血肿表面皮肤直接刺入肿块内，见回血后，将针头顺势探入少许，以免采血时针头滑出；但不可用力深刺，以免造成血肿，**同时立即去掉橡皮带**。

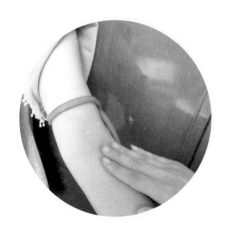

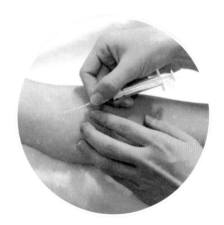

图4-35　注射器针头抽血前操作　　　图4-36　注射器针头抽血时操作

适宜部位：多用于较深瘀络不易出血之处，如三阴交等处的瘀络放血。但此法容易放出正常之血，因此，一般部位此法宜慎用。

第五章　出血量及术后处理

第一节　出血量原则

运用刺络放血疗法时，出血量多少是疗效的关键，出血量与病情、体质、所刺部位及所用工具关系密切。只要选准刺血部位，坏血出尽时，人体自身的凝血机制会自动止血。体质虚弱的人或者没有选准所刺穴位或部位，若凝血机制正常，想多出血也不可能。一次出血量在 200ml 以下，对人体基本无害。出血量的把握一般遵循以下四条基本原则。

（1）坏血、瘀血要出尽。《灵枢·寿夭刚柔》篇曰："视其血络，尽出其血。"

（2）血色由暗变鲜红已达标。《素问·刺腰痛》曰："刺之血射以黑，见赤血而已。"

（3）"泻血祛邪而不伤正"，《藏医药选编》说："病血不去，余邪遗留。"

（4）病重日久时，往往出血量大，尽量选用传统的三棱针或火针来操作。

第二节　施术后处理

运用刺络放血疗法时所出的血液宜做专门消毒处理。刺络放血疗法对皮肤的创伤较大，不同的施术工具其操作后的处理也不尽相同。

（1）一般用细小的针具做点刺、散刺时，皮肤伤口小，用无菌干棉球或棉签擦拭或按压即可，伤处可不做其他处理。

（2）用大号三棱针或粗火针时，血止后可用创可贴、无菌干棉球或无菌纱布覆盖创口处 24 小时以上。

（3）凡被血液污染的针具、器皿、棉球、纱布、手套等均应严格按照国家相关标准进行清洗、消毒、集中存放，并作无害化处理。大量出血时，可用敞口器皿承接，所出血液宜按规定消毒处理。

（4）刺血后，所刺部位 24 小时内不宜沾水，宜避风。

（5）刺血后，特别是火针刺血后，针孔局部微红、灼热、轻度疼痛或瘙痒均属正常，忌用手搔抓，一般不用特别消毒或者涂抹药物。

第六章

宜忌及注意事项

第一节　适应证

综合分析目前相关研究文献表明，依据世界卫生组织关于疾病和健康问题的国际统计分类，放血疗法适应证主要涉及18大类系统。其中眼及其附属器官疾病、呼吸系统疾病、神经系统疾病、皮肤和皮下组织疾病、传染病和寄生病、肌肉骨骼系统和结缔组织疾病为高频病症系统。麦粒肿、结膜炎、急性扁桃体炎、慢性咽炎、口腔溃疡、颈椎病、腰椎间盘突出症、急性腰扭伤、软组织损伤、坐骨神经痛、肩周炎、面神经麻痹、头痛、偏头痛、面神经炎、流行性腮腺炎、带状疱疹、急性乳腺炎、痤疮、银屑病、黄褐斑、外感发热、高热、高血压、中风后遗症为高频病种。参考相关文献，将放血疗法常见病症病种情况罗列如下。

❶ 眼及其附属器官疾病：结膜炎、麦粒肿、睑板腺炎、电光性眼炎、翼状胬肉、霰粒肿、麻痹性斜视、角膜溃疡。

❷ 呼吸系统疾病：急慢性扁桃体炎、急慢性咽炎、急性喉炎、咽喉肿痛、慢性鼻炎、血管运动性鼻炎、过敏性鼻炎、感冒、上呼吸道感染、小儿急性支气管炎、哮喘、出血热肺水肿、扁桃体肥大。

❸ 神经系统疾病：颈椎病、面神经麻痹、面肌痉挛、面神经炎、假性延髓麻痹、血管神经性头痛、失眠、梨状肌综合征、三叉神经痛、枕神经痛、眶上神经痛、头痛、偏头痛、弥漫性脑水肿、不安腿综合征、帕金

森病、癫痫、多发性神经根炎。

④ 皮肤和皮下组织疾病：痤疮、银屑病、荨麻疹、鸡眼、神经性皮炎、急慢性荨麻疹、甲沟炎、疖肿、湿疹、脂溢性皮炎、下肢慢性溃疡。

⑤ 传染病和寄生病：带状疱疹及后遗神经痛、流行性结膜炎、流行性腮腺炎、扁平疣、乙型肝炎、丹毒、类丹毒、百日咳、角化脱屑型足癣、脓毒败血症、花斑癣、慢性风疹。

⑥ 肌肉骨骼系统和结缔组织疾病：腰椎间盘突出症、第三腰椎横突综合征、腰椎病、肩周炎、坐骨神经痛、肱骨外上髁炎、痛风性关节炎、骨性关节炎、类风湿关节炎、骨质增生、原发性骨质疏松腰背痛、椎动脉型颈椎病、脊髓型颈椎病、背肌筋膜炎、慢性筋膜炎、腰背痛、膝关节痛、强直性脊柱炎、肋软骨炎、胫骨疲劳性骨膜炎、卒中后肩手综合征。

⑦ 损伤、中毒和外因的某些其他后果：急慢性软组织扭挫损伤、颅脑损伤、毒蛇毒虫咬伤、冻伤、膝关节创伤性滑膜炎、急性有机磷农药中毒。

⑧ 症状、体征、临床与实验异常所见、不可类于他处者：头痛、高热、急性呼吸困难、高热惊厥、失语、鼻衄、咳嗽、扁桃体术后咽痛、急性呕吐、急性腹痛、小儿惊厥、口臭。

⑨ 循环系统疾病：高血压、中风初期及后遗症、雷诺病、毛细血管扩张症、肺心病、肺水肿、慢性心肌炎、风湿性关节炎、红斑性肢痛症。

⑩ 泌尿生殖系统疾病：急性乳腺炎、慢性盆腔炎、乳腺增生、肾绞痛、慢性前列腺炎、急性肾炎。

⑪ 消化系统疾病：口腔溃疡、小儿腹泻、急性单纯性胃炎、牙痛、肛周脓肿、老年性舌痛、急性舌炎、急性胃肠炎、胆囊炎、口疮、便秘、胆绞痛、溃疡性结肠炎、单纯型阑尾炎、胆结石、急性腮腺炎、肝硬化消化道出血。

⑫ 神经和行为障碍：慢性疲劳综合征、脑外伤综合征、神经衰弱。

⑬ 耳和乳突疾病：外耳道疖、梅尼埃病、特发性耳聋。

⑭ 内分泌、营养和代谢疾病：高脂血症、脚气感染。

⑮ 血液及造血器官疾病和某些涉及免疫机制的疾病：真性红细胞增多症、继发性红细胞增多症。

⑯ 妊娠、分娩和产褥期病症：腹部术后切口感染久不愈、妊娠剧吐、产后尿潴留。

⑰ 起源于围生期的某些情况：新生儿红细胞增多症。

⑱ 其他：断指再植术后静脉危象、大隐静脉急性炎症、化脓性炎症、痧症、急性脑肿胀、肺源性心脏病、西南非流感、肌纤维组织炎、皮肤瘙痒症、外伤瘀血、外伤性颅内高压、外伤感染、外伤性浅筋膜下积液、小儿厌食症、小儿疳积、小儿痫证、小儿急惊风、小儿惊风、产后缺乳、乳汁过多、菱形肌损伤综合征、皮癣、痔疮、发际疮、疮肿、疮疡、乳蛾、红丝疗、传染性脓痂疹、顽固性脑后续、眼球运动障碍、眼睑关闭不全、青少年假性近视、外障眼、舌喑、咽异感症、肢端麻木症、腰项背肌筋膜炎、落枕、椎动脉供血不足、外感发热、发作性睡病、肠道易激综合征、四肢末端肌肤麻木、抽动－秽语综合征、肌硬结、手足间隙感染、口唇干裂、房事茎痛、梦遗、痿证、黄褐斑、牙痛、梅核气。

说明：本适应证的文献数据库来源于中国知网中国期刊全文数据库、维普中文科技期刊全文数据库、万方数据库、中国生物医学文献数据库。病症名称以原文所提病名进行归类，既有中医病名又有西医病名的归属于西医系统内分类，未收入 ICD10 的病症归属于其他。

第二节　注意事项

① 严格消毒针具，避免交叉感染，提倡一次性用针。采血器末端常会被血液污染，应及时清洗消毒。火针用后应立即烧针消毒后备用。必须以负

责任和严谨的态度对待刺络治疗，认真进行针具及皮肤消毒，防止造成皮肤感染及血液传播疾病的交叉感染。

❷ 因刺放血络治疗所用针具较为特殊，在施行刺络放血治疗之前，对初次接受治疗的患者要做好耐心的解释工作，消除对刺络放血的顾虑，防止因精神紧张而发生晕针等不良反应。

❸ 在施行刺络治疗时手法要做到稳、准、轻、快，防止因手法粗鲁、刺入过深、创口过大等造成组织和器官的损害。对初次接受刺络放血治疗的患者，应做好解释工作，消除恐惧心理，以防晕针。

❹ 在进行刺络治疗时若穴位与血络不相吻合，应以血络为主进行治疗，遵循"宁失其穴，勿失其络"的原则。

❺ 严格选择适用病症，并选择适宜的刺络放血方法，治疗时出血量要适中，防止出血过多。

❻ 在采用小眉刀割刺治疗时尽量不取颜面部、关节周围及经常暴露的部位，防止因割刺后形成瘢痕而影响美观和关节功能活动。在其他部位割刺时应沿皮肤纹路割刺，且割刺位置应较浅，以局部出血为度。

❼ 在采用梅花针叩刺治疗时，对于皮肤溃疡及肿瘤患者不宜在病变局部采用刺络治疗，以免引起感染和促使肿瘤扩散。

❽ 对于各种急腹症在查明原因之前应尽量避免刺络止痛治疗，以免掩盖病情的发展，耽误治疗。

❾ 孕妇及新产后慎用，患者精神紧张、大汗、饥饿时不宜刺络放血。糖尿病患者、瘢痕体质者或过敏性体质者慎用火针。血友病和有出血倾向的患者禁用刺络放血疗法。血管瘤部位、不明原因的肿块部位禁刺。

❿ 应用火针时要充分了解所刺部位的解剖关系，避开动脉及神经干，勿损伤内脏和重要器官。

第三节　禁忌

　　刺络放血疗法主要采用三棱针、皮肤针、小眉刀等针具进行治疗，治疗创伤面积较大，其刺激量较一般毫针针刺更大，故对治疗病症的选择性相对要严格得多，要根据患者的体质、病情、部位确定禁忌证。

（一）体质

　　凡是体质极度虚弱，大汗、大失血、虚脱病人、癌症晚期出现恶病质的患者，及对针刺和出血极度敏感的患者不能采用刺络疗法。《灵枢·五禁》曰："形肉已夺，是一夺也；大夺血之后，是二夺也；大汗出之后，是三夺也；大泄之后，是四夺也；新产及大血之后，是五夺也。此皆不可泻。"夺者伤之甚也，五夺为气血津液大夺伤之证，凡属五夺的患者即使有外邪，亦不可采用泻法治疗。刺络放血疗法可大泻阳热瘀浊，亦可伤其气血，故体质极度虚弱、大汗、大失血、虚脱的患者禁用刺络之法治疗。

（二）病情

　　刺络治疗时应根据患者的病情选取恰当的刺络方法，对于病情特殊的患者应采用慎用和禁用刺络治疗的态度给予灵活处理。

❶ 某些血液系统疾病，有出血倾向及严重的下肢静脉曲张者严禁刺络。
❷ 孕妇胎前产后，尤其是有习惯性流产史的孕妇在孕期内严禁刺络。
❸ 不明原因的肿块处严禁刺络，防止造成疾病转移或扩散。
❹ 危重烈性传染病禁止刺络。
❺ 严重心、肝、肾功能损害者。

（三）部位

❶ 各脏器均不可刺络放血。《素问·刺禁论》曰："脏有要害，不可不察……

刺中心，一日死，其动为噫。刺中肝，五日死，其动为语。刺中肾，六日死，其动为嚏。刺中肺，三日死，其动为咳。刺中脾，十日死，其动为吞。刺中胆，一日半死，其动为呕。"

❷ 动脉血管及深层组织中的大血管禁刺。

刺络放血疗法
具有疗效迅速、操作简便、副作
用少等特点，被广泛应用于临床各科。
本章收录了内科、骨外科、儿科、五官科
和皮肤科等运用刺络放血疗法治疗疗效较
好的常见病证，分为概述、病因病机、治
疗三部分进行讲解。其中治疗在选定
针法的基础上，又分为处方、操
作及注意事项等阐述。

临床篇

关键词

○概述，病因病机

○治疗，病证

○处方，穴位

○定位，操作

第七章

内科病证

感 冒

概述

感冒主要是因感受风邪、肺卫受损导致的一种外感疾病。本病四季均可发生，尤以春冬两季居多。主要表现为鼻塞、咳嗽、流涕、咽喉发痒或肿痛不适以及头痛、全身不适等症状。西医称为上呼吸道感染。

病因病机

感冒以风邪为主因，夹六淫邪气、时行病毒侵袭人体而致病。"风为百病之长"。《素问·太阴阳明论篇》提到："伤于风者，上先受之。"肺居高位，主皮毛，当外邪入侵时，肺卫首当其冲。本病病位在肺卫，肺失宣发，卫表不固是其主要病机。

治疗

🔘 **针具针法**

三棱针法、梅花针法、刺络拔罐法。

处方

主穴：曲池、大椎、风门、肺俞。
（图7-1、图7-2）

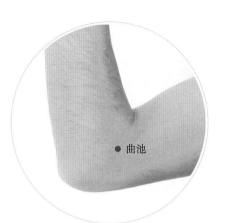

曲池：屈肘，当尺泽与肱骨外上髁连线的中点。

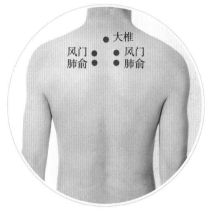

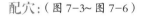

图 7-2 部分主穴的体表位置

图 7-1 曲池穴的体表位置

大椎：在脊柱区，第7颈椎棘突下凹陷中，后正中线上。

风门：第2胸椎棘突下，旁开1.5寸。

肺俞：第3胸椎棘突下，后正中线旁开1.5寸。

配穴：（图7-3~图7-6）

（1）咽喉肿痛加少商。

（2）咳嗽加尺泽。

（3）热重加委中。

（4）头痛加阳白。

（5）全身不适加足太阳膀胱经背部第一侧线。

少商：拇指桡侧指甲根角旁0.1寸。

尺泽：在肘横纹中，肱二头肌腱桡侧缘凹陷中。

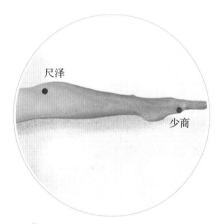

图 7-3 少商、尺泽穴的体表位置

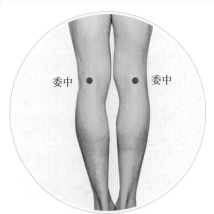

委中：腘横纹中点，股二头肌肌腱与半腱肌腱的中间。

图7-4　委中穴的体表位置

阳白：目正视，瞳孔直上，眉上1寸。

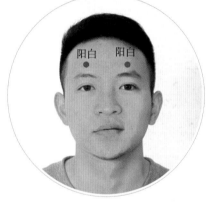

图7-5　阳白穴的体表位置

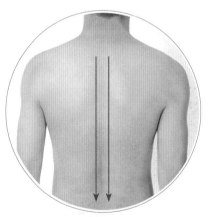

背部膀胱经第一侧线：后正中线旁开1.5寸，从大杼穴到大肠俞穴循经所过。

图7-6　背部膀胱经第一侧线

○ 操作

准备：选择受术者舒适，施术者便于操作的体位。施术部位常规消毒。

施术：

（1）三棱针刺络拔罐：用三棱针点刺大椎、风门、肺俞（图7-7）、曲池、委中（图7-8）、尺泽，然后加拔火罐，风门与肺俞可合用一个大号火罐。

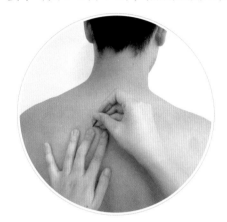

图 7-7　三棱针点刺肺俞穴

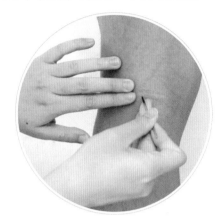

图 7-8　三棱针点刺委中穴

也可选择梅花针叩刺后拔罐法：用梅花针叩刺大椎、风门、肺俞、曲池、委中、尺泽，叩刺至出血，然后加拔火罐，风门与肺俞可合用一个大号火罐。

以上拔罐一般以5~15分钟为宜。起罐后若还有出血，可再拔1次火罐。阳白穴多选用梅花针轻叩刺后拔罐，至罐斑充血或瘀血即可。

（2）三棱针点刺少商出血：点刺前可推、捋、挤拇指，使少商充分充血。然后用三棱针点刺少商后，再从近心端向拇指末端施以推、捋、挤动作，直至少商出血出尽为止。

（3）三棱针挑刺拔罐：用三棱针挑刺法轻挑背部膀胱经第一侧线，从上到下挑刺数下，也可挑刺反应点，挑刺后在挑刺部位拔罐5~15分钟为宜。

⚠ 注意事项

以上治疗，轻症1次即可，重症可每日或隔日治疗1次，并可配合药物疗法。嘱患者多饮水。

咳 嗽

概述

咳嗽是一种常见症状,有声无痰为咳,有痰无声为嗽,一般多为痰声并见,很难截然分开,故以咳嗽并称。咳嗽既是独立性的病证,又是肺系多种疾病的一个症状。

病因病机

咳嗽有外感与内伤两种原因。外感以风邪夹寒、夹热、夹燥所致为多;"五脏六腑皆令人咳",内伤与五脏有关,但多因肺虚、肝火上炎、脾湿痰盛等原因所致。"咳证虽多,无非肺病",无论外感还是内伤都是由于肺失宣降,肺气上逆而诱发咳嗽。外感咳嗽与内伤咳嗽可相互为病。

治疗

针具针法

三棱针法、刺络拔罐法。

处方

主穴:肺俞、尺泽、鱼际。
(图7-9、图7-10)

肺俞:第3胸椎棘突下,后正中线旁开1.5寸。

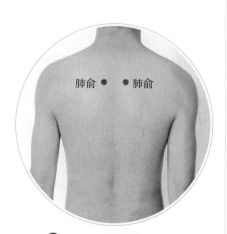

肺俞 ● ● 肺俞

图7-9 肺俞穴的体表位置

尺泽：当肘横纹中，肱二头肌腱桡侧凹陷处。

鱼际：在手拇指本节（第1掌指关节）后凹陷处，约当第1掌骨中点桡侧，赤白肉际处。

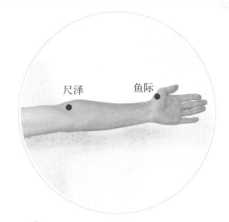

图7-10　尺泽、鱼际穴的体表位置

配穴：（图7-11~图7-13）

（1）外感引起加大椎。

（2）肝火甚加太冲。

（3）脾湿痰盛加丰隆。

大椎：在脊柱区，第7颈椎棘突下凹陷中，后正中线上。

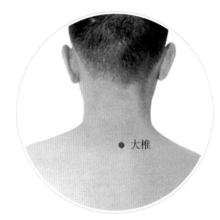

图7-11　大椎穴的体表位置

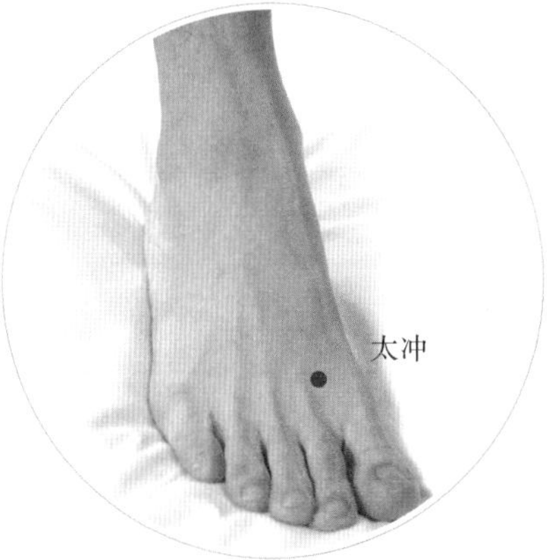

太冲：在足背，第1、2跖骨结合部之前的凹陷中。

图7-12　太冲穴的体表位置

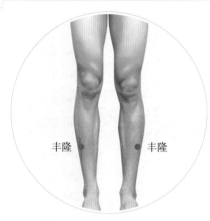

丰隆：外踝尖上 8 寸，距胫骨
前嵴两横指。

图 7-13　丰隆穴的体表位置

操作

准备：选择受术者舒适，施术者便于操作的体位。施术部位常规消毒。

施术：三棱针刺络拔罐：用三棱针点刺大椎（图 7-14）、肺俞（图 7-15）、尺泽、鱼际、太冲、丰隆，然后加拔火罐。以上拔罐一般以 5~15 分钟为宜，起罐后若还有出血，可再拔 1 次火罐。

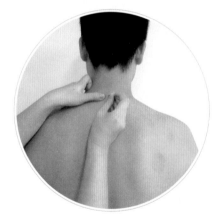

图 7-14　三棱针点刺大椎穴

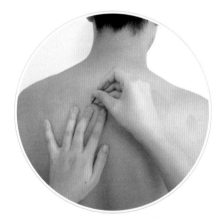

图 7-15　三棱针点刺肺俞穴

注意事项

以上治疗，可每日或隔日治疗 1 次，并配合药物疗法。嘱患者多饮水，忌食腥辣油腻之物。

眩 晕

概述

眩是指眼花或者眼前发黑；晕是指头晕甚或感觉自身或外界景物旋转，二者常同时并见。本病以头目眩晕，视物旋转为主症，轻者闭目即止，重者如坐车船，甚则仆倒。严重者可伴有头痛、项强、恶心呕吐、眼球震颤、耳聋耳鸣、汗出、面色苍白等。多见于中老年人，亦可发于青年人。

病因病机

眩晕主要有虚实两种原因。实证多因情志、饮食内伤，导致风、火、痰、瘀上扰清窍，表现为易怒、烦躁、失眠、口渴多饮等；虚证多因久病体虚、失血劳倦及外伤、手术等病因，引起精亏血少，清窍失养，表现为乏力、少气、体倦，甚至出冷汗、脸色苍白等。病位在头窍，其病变脏腑主要与肝、脾、肾三脏相关。

治疗

○ 针具针法

三棱针法、皮肤针法。

○ 处方

1. 实证眩晕

百会、头维、太阳、大椎、太冲。（图 7-16~图 7-19）

百会：在头部，当前发际正中直上 5 寸，或两耳尖连线的中点处。

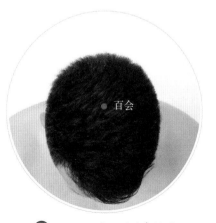

图 7-16 百会穴的体表位置

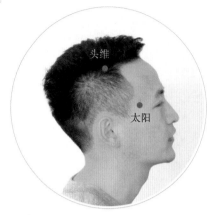

头维：当额角发际上 0.5 寸，正中线旁，距神庭 4.5 寸。

太阳：在颞部，当眉梢与目外眦之间，向后约一横指的凹陷处。

图7-17　头维、太阳穴的体表位置

大椎：在脊柱区，第 7 颈椎棘突下凹陷中，后正中线上。

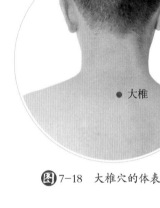

图7-18　大椎穴的体表位置

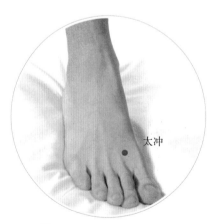

太冲：在足背，第 1、2 跖骨结合部之前的凹陷中。

图7-19　太冲穴的体表位置

2. 虚证眩晕

印堂、太阳、膈俞、肝俞、肾俞。（图 7-20~ 图 7-22）

印堂：在额部，两眉毛内侧端中间的凹陷中。

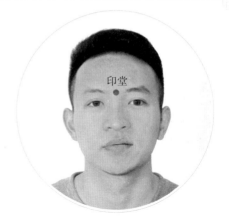

图 7-20　印堂穴的体表位置

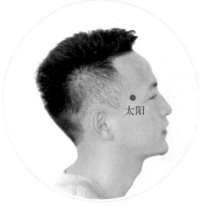

图 7-21　太阳穴的体表位置

太阳：在颞部，当眉梢与目外眦之间，向后约一横指的凹陷处。

膈俞：第 7 胸椎棘突下，后正中线旁开 1.5 寸。

肝俞：第 9 胸椎棘突下，后正中线旁开 1.5 寸。

肾俞：第 2 腰椎棘突下，后正中线旁开 1.5 寸。

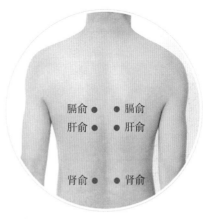

图 7-22　部分处方穴位的体表位置

💲 操作

准备：选择受术者舒适，施术者便于操作的体位。施术部位常规消毒。

施术：

（1）实证眩晕：用三棱针点刺头维、百会、大椎、太冲、太阳穴（图 7-23）然后加拔火罐或抽气罐（图 7-24）。以上拔罐一般以 5~15 分钟为宜。起罐后若还有出血，可再拔 1 次。

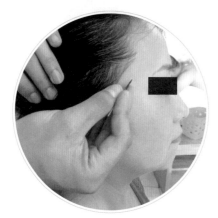

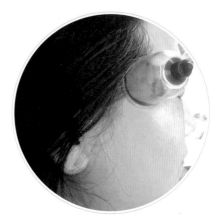

图 7-23　三棱针点刺太阳穴　　　　图 7-24　太阳穴刺络拔罐

（2）虚证眩晕：用三棱针轻轻点刺印堂、太阳，然后加拔火罐。拔罐一般以 5~10 分钟为宜。膈俞、肝俞、肾俞可用皮肤针轻轻叩刺至皮肤充血，然后加拔火罐 5~10 分钟。

⚠️ 注意事项

以上治疗，可每日或隔日治疗 1 次。虚证眩晕放血不需要过多。

面　痛

概述

面痛是以眼、面颊部出现放射性、烧灼样抽掣疼痛为主症的疾病。多发于40岁以上，以女性多见。面部主要归手、足三阳经所主，尤其是内外因素使面部手、足阳明，及手、足太阳经脉气血阻滞，不通则痛，导致本病。

病因病机

面痛常与外感六淫邪气、外伤、情志不调等因素有关。外感邪气、情志内伤、久病或外伤成瘀，导致面部经络气血痹阻，经脉不通，均可产生面痛。其病位在面部，与手、足三阳经有密切关系。基本病机是面部经络气血阻滞，不通则痛。

针具针法

三棱针法、刺络拔罐法。

处方（图7-25、图7-26）

下关、颊车、阳白、阿是穴。

下关：在耳屏前，下颌骨髁状突前方，当颧弓与下颌切迹所形成的凹陷中。

颊车：在下颌角前上方约一横指，按之凹陷处。

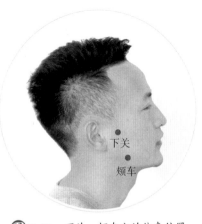

图7-25　下关、颊车穴的体表位置

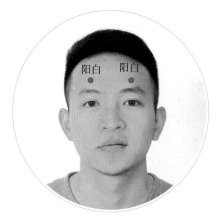

阳白：目正视，瞳孔直上，眉上1寸。

图 7-26　阳白穴的体表位置

操作

准备：选择受术者舒适，施术者便于操作的体位。施术部位常规消毒。

施术：

（1）三棱针点刺后刺络拔罐：用三棱针点刺下关（图 7-27）、颊车、阳白穴，一般点刺一下即可，然后加拔火罐（图 7-28）。以上穴位拔罐一般以 5~10 分钟为宜。罐斑充血即可，但若起罐后还有出血，可再拔 1 次火罐，直至无出血。

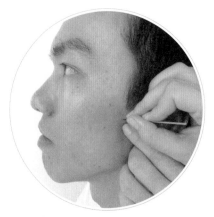

图 7-27　三棱针点刺下关穴

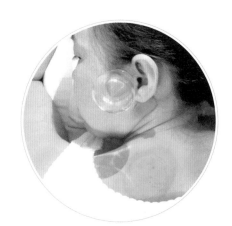

图 7-28　下关穴刺络拔罐

（2）三棱针点刺阿是穴：面痛的阿是穴即扳机点，轻轻刺激该点即可诱发面痛的剧烈发作，找准该点后用一手拇食二指固定该点，然后用三棱针快速点刺一下即可。

⚠ 注意事项

以上治疗，每周 1 次。重症可每日或隔日治疗 1 次，10 天为 1 个疗程。

面　瘫

概述

面瘫是以口眼向一侧歪斜为主症的病证，又称为口眼歪斜。本病可发生于任何年龄，无明显的季节性，以一侧面部发病多见。本病常呈急性发作，常在患者睡醒时，发现一侧面部肌肉瘫痪、麻木，额纹消失，眼裂变大，鼻唇沟变浅，口角下垂偏向健侧，病侧不能皱眉、闭目、鼓颊。部分患者初起时有耳后疼痛，也有的患者病程迁延日久，可因瘫痪肌肉出现挛缩，口角反牵向患侧，形成"倒错"现象。

病因病机

本病因过度疲劳，导致正气不足，卫外不固，风寒或风热乘虚入中面部经络，致气血痹阻，经筋功能失调，筋肉失于约束，出现歪僻。本病病位在面部，主要系手足太阳经筋、手足阳明经筋功能失调所致。

治疗

针具针法

三棱针法、刺络拔罐法、小眉刀划割法、镵针划割法。

处方（图7-29～图7-31）

耳尖、下关、颊车、阳白、太冲、内颊车（与颊车穴相对的口腔黏膜）。

耳尖：在耳廓的上方，当折耳向前，耳廓上方的尖端处。

下关：在耳屏前，下颌骨髁状突前方，当颧弓与下颌切迹所形成的凹陷中。

颊车：在下颌角前上方约一横指，按之凹陷处

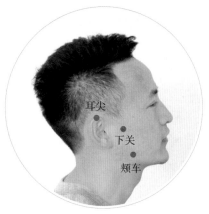

图 7-29 部分处方穴位的体表位置

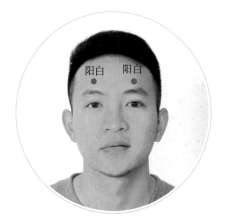

图 7-30 阳白穴的体表位置

阳白：目正视，瞳孔直上，眉上1寸。

太冲：在足背，第1、2跖
骨结合部之前的凹陷中。

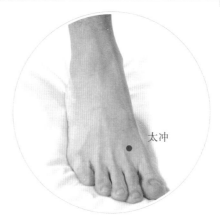

太冲

图 7-31　太冲穴的体表位置

○ 操作

准备：选择受术者舒适，施术者便于操作的体位。施术部位常规消毒。

施术：

（1）三棱针点刺耳尖穴：选患侧耳尖穴，搓揉至充血发红，然后用三棱
针轻轻点刺 1~2 下，挤出血液至出尽瘀血为止。每周 2 次，每次取单侧，左
右交替。

（2）三棱针点刺后刺络拔罐：用三棱针点刺患侧下关（图 7-32）、颊
车、阳白以及双侧太冲，一般点刺一下即可，然后加拔火罐或抽气罐（图
7-33）。每日 1 次。身体弱者隔日治疗 1 次。以上穴位拔罐一般以 5~10 分钟

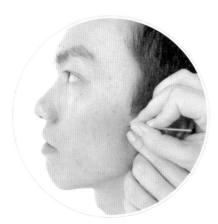

图 7-32　三棱针点刺下关穴

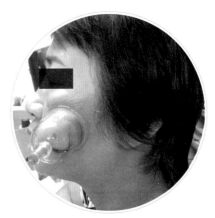

图 7-33　下关穴刺络拔罐

为宜。罐斑充血即可，但起罐后若还有出血，可再拔 1 次，直至无出血，每
周两次。

（3）小眉刀或镵针划割内颊车穴：纵向划割 1~2 下，见血即可，不宜太
深。每周 1~2 次。

 注意事项

面瘫的治疗宜早不宜迟。以上 3 种疗法可配合使用，也可选择一种或两
种使用。陈旧性面瘫可于拔罐后再用三棱针点刺后再拔罐。

头 痛

概述

头痛是患者自觉头部疼痛的一类临床常见病证，可单独出现，亦可见于
多种疾病的过程中。本病分为外感头痛和内伤头痛。又因其病邪各随经络而
致，故又有前额痛、后头痛、巅顶痛和全头痛之分。西医常分为偏头痛、紧
张性头痛、丛集性头痛等。

病因病机

外感头痛，以风邪侵袭居多，因"风为百病之长"，故每病多兼夹寒、
湿、热。内伤头痛多因七情内伤，久病体虚所致。本病病位在头，头为"髓
海"，又为诸阳之会、清阳之府，且足厥阴肝经、督脉均行头部，故手足三
阳经、肝经、督脉与头痛密切相关。基本病机是气血失和，经络不通或脑络
失养。

治疗

○ 针具针法

三棱针法、刺络拔罐法。

○ 处方（图 7-34~ 图 7-37）

大椎、风池、百会、太阳、阳陵泉、阿是穴。

　　大椎：在脊柱区，第 7 颈椎棘突下凹陷中，后正中线上。

　　风池：胸锁乳突肌与斜方肌上端之间的凹陷中。

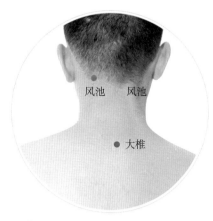

图 7-34　大椎、风池穴的体表位置

　　百会：在头部，当前发际正中直上 5 寸，或两耳尖连线的中点处。

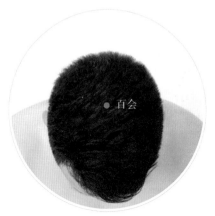

图 7-35　百会穴的体表位置

　　太阳：在颞部，当眉梢与目外眦之间，向后约一横指的凹陷处。

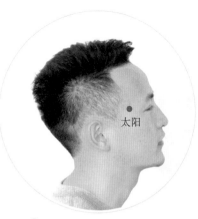

图 7-36　太阳穴的体表位置

阳陵泉：在小腿外侧，当
腓骨头前下方凹陷中。

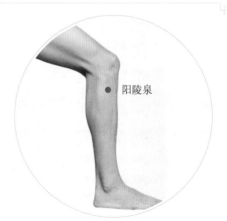

图7-37　阳陵泉的体表位置

⊙ 操作

准备：选择受术者舒适，施术者
便于操作的体位。施术部位常规消毒。

施术：

（1）三棱针点刺太阳：在太阳穴怒张的青筋处，用三棱针顺着青筋由下
向上刺络（图7-38），出针后使血自行流出，待不流动时加拔火罐或抽气
罐（图7-39），直至瘀血流尽。疼痛发作时可每日1次，身体弱者隔日治疗
1次。

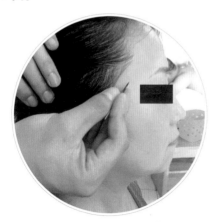

图7-38　三棱针点刺太阳穴

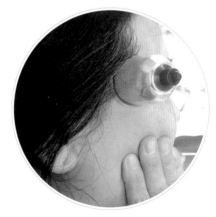

图7-39　太阳穴刺络拔罐

（2）三棱针点刺大椎、阳陵泉：点刺后加拔火罐5~15分钟。但起罐后
若还有出血，可再拔1次火罐，直至无出血。

（3）三棱针点刺阿是穴、百会、风池：找准并固定阿是穴、百会、风
池，用三棱针点刺数下，使其自行出血，待瘀血出尽即可。每日1次。

> ⚠ **注意事项**
>
> 以上疗法适用于头痛发作期，可配合使用，也可选择一种或两种使用。刺络放血治疗偏头痛，尤以应用阿是穴的效果最好。

黄 疸

概述

黄疸是以目黄、身黄、小便黄为主症的一种病证，其中以目睛黄染为本病的重要特征。《圣济总录》首先提出阴黄和阳黄的分类方法。西医分为肝细胞性黄疸、阻塞性黄疸、溶血性黄疸。临床上急慢性肝炎、肝硬化、胆囊炎、胆结石、钩端螺旋体病、蚕豆黄、某些消化系统肿瘤等疾病多见黄疸。

病因病机

黄疸的发生常与感受外邪、饮食不节、脾胃虚弱等因素有关。本病病位在胆，与肝、脾、胃关系密切。基本病机是湿浊阻滞，胆汁不循常道而外溢肌肤，下渗膀胱，上泛于目。本病分为阳黄和阴黄两大类，其中阳黄以湿热为主，阴黄以寒湿为主。

治疗

○ 针具针法

三棱针法、刺络拔罐法。

○ 处方（图7-40~图7-43）

大椎、至阳、胆俞、阳陵泉、足三里、阴陵泉。

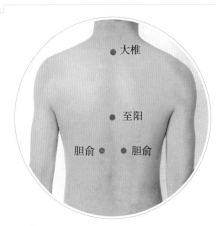

大椎：在脊柱区，第 7 颈椎棘突下凹陷中，后正中线上。

至阳：在脊柱区，第 7 胸椎棘突下凹陷中。

胆俞：在背部，第 10 胸椎棘突下，旁开 1.5 寸。

图 7-40　部分处方穴位的体表位置

阳陵泉：在小腿外侧，当腓骨头前下方凹陷中。

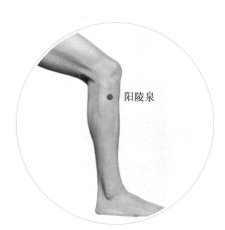

图 7-41　阳陵泉穴的体表位置

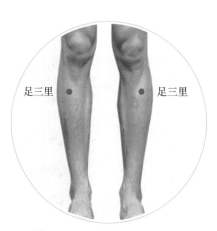

足三里：犊鼻穴下 3 寸，胫骨前嵴外一横指。

图 7-42　足三里穴的体表位置

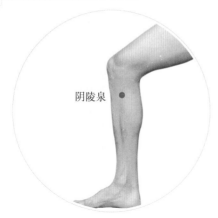

阴陵泉

阴陵泉：胫骨内侧髁后下方凹陷中。

图7-43　阴陵泉穴的体表位置

○ 操作

准备：选择受术者舒适，施术者便于操作的体位。施术部位常规消毒。

施术：

（1）阳黄：用三棱针点刺大椎、胆俞、至阳、阳陵泉、足三里，然后加拔火罐（图7-44、图7-45）。

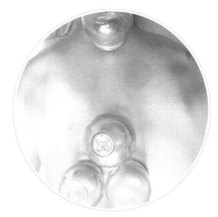

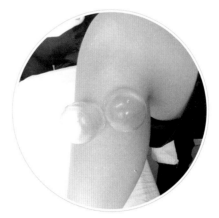

图7-44　大椎、至阳、胆俞穴刺络拔罐　　　图7-45　足三里、阳陵泉穴刺络拔罐

以上穴位拔罐一般以10~20分钟为宜。罐斑以瘀血为佳，但起罐后若还有出血，可再拔火罐，直至无出血。三棱针点刺可稍深一点。

（2）阴黄：用三棱针点刺阳陵泉、足三里、胆俞、阴陵泉，然后加拔火罐。

以上穴位拔罐一般以 10~15 分钟为宜。罐斑以充血或瘀血为佳，但起罐后若还有出血，可再拔火罐，直至无出血。三棱针点刺可稍深，速度可稍慢一点。

⚠ 注意事项

以上治疗，每次选用 2~3 穴，阳黄每日 1 次，阴黄可每日或隔日治疗 1 次，5 天为 1 个疗程。中间可休息 2~3 天。火罐和三棱针要专用。

中　风

（概）（述）

中风以突然昏倒、不省人事，伴口角歪斜、语言不利、半身不遂，或不经昏仆仅以口歪、半身不遂为主要特征，前者称为中脏腑，后者称为中经络。因发病急骤，病情变化迅速，与风之善行数变特点相似，又名卒中。《素问·生气通天论》云："阳气者，大怒则形气绝，而血菀于上，使人薄厥。"本病西医学多见于脑梗死、脑出血、脑栓塞、蛛网膜下腔出血等。

（病）（因）（病）（机）

本病常与情志内伤、思虑过度、饮食不节、年老体衰等因素有关。本病病位在脑，与心、肾、肝、脾关系密切。本病急性期以风、火、痰、瘀等标实证候为主；恢复期及后遗症期则表现为虚实夹杂或本虚之证，气虚、阴虚证候逐渐明显。基本病机是气血逆乱，上犯于脑，清窍闭塞。

治疗

○ 针具针法

三棱针法、刺络拔罐法。

○ 处方（图 7-46~ 图 7-56）

百会、四神聪、十宣、太阳、水沟、合谷、曲池、曲泽、外关、委中、阴陵泉、太冲、八风、八邪。

百会：在头部，当前发际正中直上 5 寸，或两耳尖连线的中点处。

四神聪：在头顶部，当百会前后左右各 1 寸，共 4 穴。

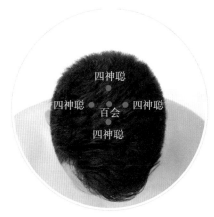

图 7-46 百会、四神聪穴的体表位置

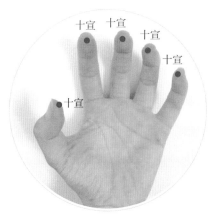

图 7-47 十宣穴的体表位置

十宣：在手十指尖端，距指甲游离缘 0.1 寸，共 10 穴。

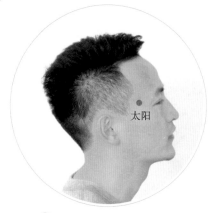

太阳：在颞部，当眉梢与目外眦之间，向后约一横指的凹陷处。

图 7-48　太阳穴的体表位置

水沟：在人中沟的上 1/3 和下 2/3 的交点处。

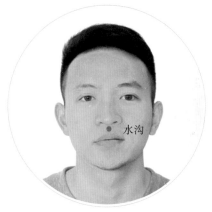

图 7-49　水沟穴的体表位置

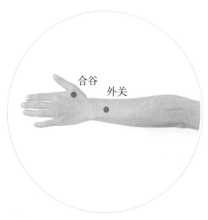

合谷：在手背，第 1、2 掌骨之间，当第 2 掌骨桡侧中点。

外关：在前臂背侧，当阳池与肘尖的连线上，腕背侧远端横纹上 2 寸，尺骨与桡骨之间。

图 7-50　合谷、外关穴的体表位置

曲池：屈肘，当尺泽与肱骨外上髁连线的中点。

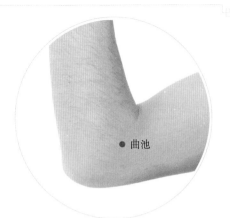

图 7-51　曲池穴的体表位置

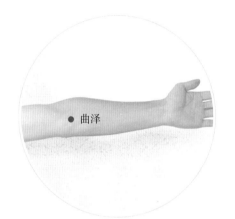

图 7-52　曲泽穴的体表位置

曲泽：在肘横纹中，当肱二头肌腱的尺侧缘凹陷处。

委中：腘横纹中点，股二头肌肌腱与半腱肌腱的中间。

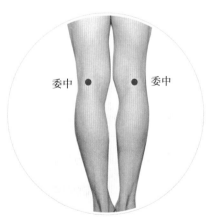

图 7-53　委中穴的体表定位

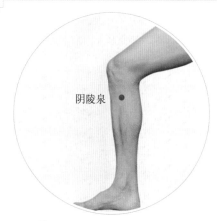

阴陵泉：在小腿外侧，当腓骨头前下方凹陷处。

图 7-54　阴陵泉穴的体表位置

太冲：在足背，第1、2跖骨结合部之前凹陷中。

八风：在足背侧，第1~5趾间，趾蹼缘后方赤白肉际处，一侧4穴，左右共8穴。

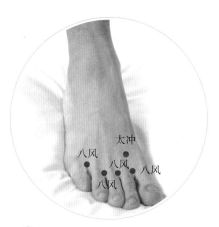

图 7-55　太冲、八风穴的体表位置

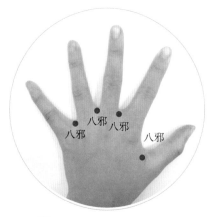

八邪：在手背，第1~5指间，指蹼缘后方的赤白肉际处，左右共8穴。

图 7-56　八邪穴的体表位置

○ 操作

准备：选择受术者舒适，施术者便于操作的体位。施术部位常规消毒。

施术：

（1）中经络、中脏腑：用三棱针点刺大椎、太冲（图 7-57）、太阳，然后加拔火罐或抽气罐（图 7-58）。

拔罐一般以 10~20 分钟为宜。罐斑以瘀血为佳，但起罐后若还有出血，可再拔罐，直至无出血。同时点刺十宣、百会、四神聪、水沟，挤出血液至不出血为度。治疗中脏腑时，三棱针点刺可稍重稍深一点。

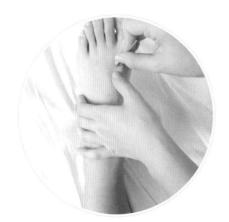
图7-57　三棱针点刺太冲穴

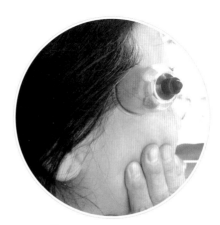
图7-58　太阳穴刺络拔罐

（2）中风后遗症：用三棱针点刺百会、四神聪、十宣、合谷、曲池、曲泽、外关、委中、阴陵泉、八风、八邪。其中合谷、曲池、曲泽、外关、委中、阴陵泉点刺后可加拔火罐。

拔罐一般以 5~15 分钟为宜。罐斑以充血或瘀血为佳，但起罐后若还有出血，可再拔火罐，直至无出血。三棱针点刺可稍轻一点。

⚠ 注意事项

中脏腑每日 1 次甚至两次，中经络可每日或隔日治疗 1 次，中风后遗症每日或隔日 1 次，每次选用 3~5 穴即可，10 天为 1 个疗程，中间可休息 2~3 天。

癫 痫

概述

　　癫痫俗称"羊痫风"，发作时以突然昏仆，不省人事，两目上视，口吐涎沫，全身僵直抽搐，醒后如常为特征；间歇期多见于癫痫日久，发作次数频繁，抽搐强度减弱，苏醒后精神萎靡，表情痴呆，智力减退。本病具有突然性、反复性、短暂性的特点。西医学中的癫痫包括原发性癫痫和继发性癫痫。

病因病机

　　本病的发生与先天因素、脑部外伤、七情失调、饮食不节、劳累过度等因素有关。本病病位主要在脑，涉及心、肝、脾、肾。基本病机是痰、火、血瘀等因素蒙蔽清窍、使气血逆乱而致神机受累，元神失控而发病。

治疗

　○　针具针法

　　三棱针法、刺络拔罐法。

　○　处方（图7-59~图7-64）

　　水沟、印堂、鸠尾、间使、太冲、丰隆、天柱。

　　水沟：在人中沟的上 1/3 和下 2/3 的交点处。
　　印堂：两眉头连线的中点。

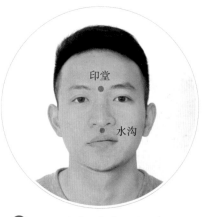

图 7-59　水沟、印堂穴的体表位置

鸠尾：腹正中线上，脐中上7寸。

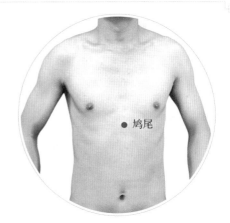

图7-60　鸠尾穴的体表位置

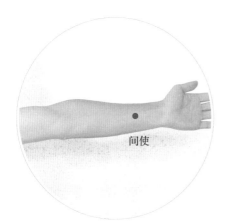

图7-61　间使穴的体表位置

间使：掌长肌腱与桡侧腕屈肌腱之间，曲泽与大陵的连线上，腕横纹上3寸。

太冲：足背第1、2趾骨结合部之前的凹陷中。

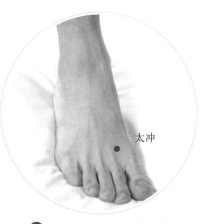

图7-62　太冲穴的体表位置

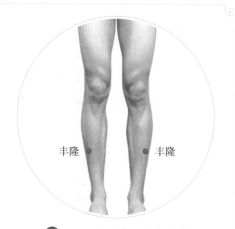

丰隆：外踝尖上8寸，距胫骨
前嵴两横指。

图7-63　丰隆穴的体表位置

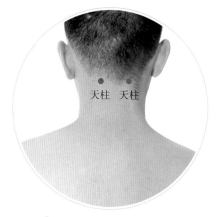

天柱：后发际正中直上0.5
寸，旁开1.3寸，当斜方肌外缘
凹陷中。

图7-64　天柱穴的体表位置

操作

准备：选择受术者舒适，施术者便于操作的体位。施术部位常规消毒。

施术：

（1）发作期：用三棱针向鼻中隔方向点刺水沟穴（图7-65）。

（2）缓解期：用三棱针点刺印堂、鸠尾、长强，点刺长强时可选择长强周围的脉络，以瘀血出尽为度。再用三棱针点刺间使、太冲、丰隆、天柱，点刺可稍深，然后拔罐（图7-66），拔罐一般以10~20分钟为宜。罐斑以瘀血为佳，但起罐后若还有出血，可再拔火罐，直至无出血。

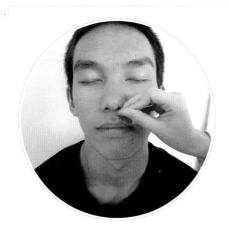

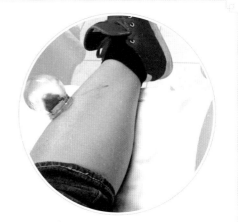

图7-65　三棱针点刺水沟穴　　　　　图7-66　丰隆穴刺络拔罐

⚠ 注意事项

　　发作期点刺 1 次即可，也可待其自醒。缓解期每周 1 次或两次，每次选用 2~3 穴即可，10 天为 1 个疗程，中间可休息 2~3 天。

中　暑

概述

　　中暑是指因长时间暴露在高温环境中或在炎热环境中活动，引起机体体温调节功能紊乱所致的一组临床症候群，以高热、皮肤干燥及头昏、头痛、心中烦闷、恶心、四肢发冷、唇甲青紫，甚则出现神昏，或神志不清、血压下降等一系列症状。

病因病机

　　本病的发生多因睡眠不足，劳倦过度，正气亏虚，又值盛夏酷暑时节，冒暑劳作远行或高温作业，复感暑热、暑湿秽浊之邪，轻者郁于肌表，阻遏气机，重者暑热炽盛，内陷心包，蒙闭清窍，或耗气伤津，导致气阴两虚，甚则两脱之危候。基本病机是正邪相争，或体内阳热之气过盛。

治疗

◉ 针具针法

三棱针法、刺络拔罐法。

◉ 处方（图 7-67~ 图 7-71）

十宣、大椎、太阳、委中、尺泽、内关。

十宣：在手十指尖端，距指甲游离缘 0.1 寸，共 10 穴。

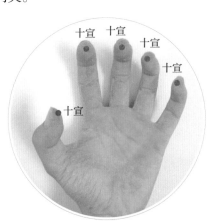

图 7-67　十宣穴的体表位置

大椎：在脊柱区，第 7 颈椎棘突下凹陷中，后正中线上。

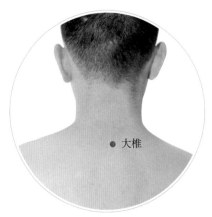

图 7-68　大椎穴的体表位置

太阳：在颞部，当眉梢与目外眦之间，向后约一横指的凹陷处。

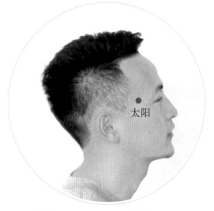

图 7-69　太阳穴的体表位置

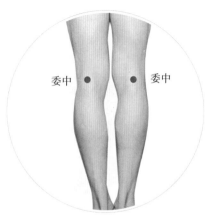

图 7-70　委中穴的体表位置

委中：腘横纹中点，股二头肌肌腱与半腱肌腱的中间。

尺泽：当肘横纹中，肱二头肌腱桡侧凹陷处。

内关：在前臂掌侧，当曲泽与大陵的连线上，腕掌侧远端横纹上 2 寸，掌长肌腱与桡侧腕屈肌腱之间。

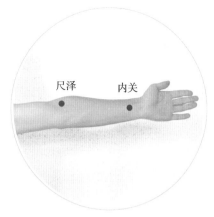

图 7-71　尺泽、内关穴的体表位置

💲 操作

准备：将患者迅速置于阴凉通风处，平卧，解开衣衫。施术部位清洗干净或常规消毒。

施术：轻者用三棱针点刺十宣（图 7-72）出血，挤出血液至不出血或至患者出汗为度。病情重者，可加用三棱针点刺大椎、委中、尺泽、内关后，加拔火罐（图 7-73），至黑色瘀血出尽。

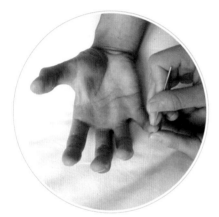

图 7-72　三棱针点刺十宣穴

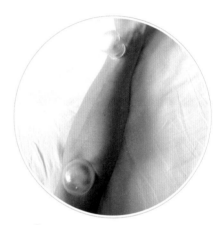

图 7-73　内关、尺泽穴刺络拔罐

⚠️ 注意事项

此病轻症多属热在肺卫，宜浅刺；伴有神志昏迷者多属热入营血，宜稍深刺、多刺，出尽黑色瘀血。若以上治疗未获效，应送医就诊。

高血压

概述

高血压全称为"原发性高血压"，以安静状态下持续性动脉血压增高（BP：140/90mmHg 以上）为主要表现。本病是一种常见的慢性疾病。可归属于中医"头痛""眩晕""肝风"等范畴。

高血压也是心脑血管疾病、内分泌疾病、泌尿系统疾病等疾病的一种症状，称为"症状性高血压"，也称"继发性高血压"，须与高血压病相区别。

病因病机

目前认为本病是在一定的遗传易感性基础上由多种后天因素作用所致，与遗传、年龄、体态、职业、情绪、饮食等有一定的关系。中医认为本病多因精神因素、饮食失节、内伤虚损等导致，与肝肾阴不足、肝阳偏亢有关，《黄帝内经》曰："诸风掉眩，皆属于肝""肾虚则头重高摇，髓海不足则脑转耳鸣。"

治疗

◯ 针具针法

三棱针法、刺络拔罐法。

◯ 处方（图7-74~图7-79）

太阳、头维、百会、风池、大椎、委中、曲池、太冲。

太阳：在颞部，当眉梢与目外眦之间，向后约一横指的凹陷处。

头维：在头侧部，当额角发际上0.5寸，头正中线旁开4.5寸。

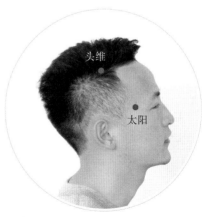

图 7-74 头维、太阳穴的体表位置

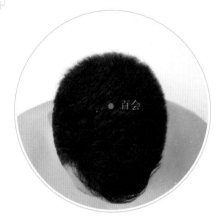

图 7-75　百会穴的体表位置

百会：在头部，当前发际正中直上 5 寸，或两耳尖连线的中点处。

风池：胸锁乳突肌与斜方肌上端之间的凹陷中。

大椎：在脊柱区，第 7 颈椎棘突下凹陷中，后正中线上。

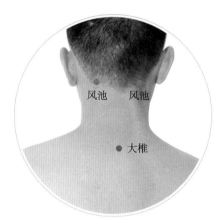

图 7-76　大椎、风池穴的体表位置

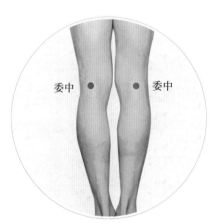

图 7-77　委中穴的体表位置

委中：腘横纹中点，股二头肌肌腱与半腱肌腱的中间。

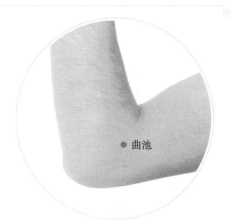

曲池：屈肘，当尺泽与肱骨外上髁连线的中点。

图 7-78　曲池穴的体表位置

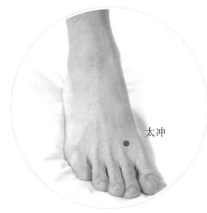

太冲：在足背，第 1、2 跖骨结合部之前凹陷中。

图 7-79　太冲穴的体表位置

○ 操作

准备：选择受术者舒适，施术者便于操作的体位。施术部位常规消毒。

施术：

（1）三棱针点刺百会穴：点刺前可按揉百会，然后用三棱针点刺后（图 7-80），挤出少量血液即可。

（2）三棱针刺络拔罐：用三棱针点刺太阳、头维、风池、委中、曲池、大椎，然后加拔火罐或抽气罐（图 7-81）。以上拔罐一般以 5~15 分钟为宜。起罐后若还有出血，可再拔罐，直至瘀血出尽。

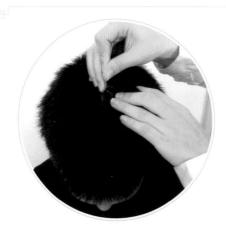

图7-80　三棱针点刺百会穴

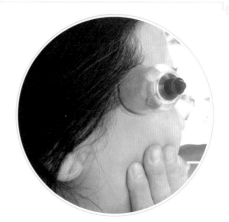

图7-81　太阳穴刺络拔罐

⚠ 注意事项

　　三棱针刺络拔罐所选穴位，每次选用 2~3 穴即可，每周 1 次，连续治疗 3 个月，无效即可改用其他疗法。

第八章 骨外科病证

落　枕

概述

落枕是患者晨起自觉颈项僵痛，转动等功能活动受限的一种疾患，也称"失枕"，以青壮年人多见。症状轻者数日内可自愈，重者病程可延续数周不愈。

病因病机

本病多由于睡眠姿势不当导致颈部肌肉静力性损伤或痉挛；或风寒侵袭颈背部，导致颈部筋脉失和，气血运行不畅，不通则痛。本病多属于手三阳和足少阳经筋受损，气血阻滞，为本病的主要病机。

治疗

○ 针具针法

三棱针法、刺络拔罐法。

处方（图8-1~图8-3）

大椎、风池、肩井、后溪。

大椎：第7颈椎棘突下凹陷中，后正中线上。

风池：胸锁乳突肌与斜方肌上端之间的凹陷中。

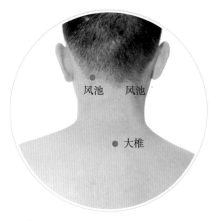

图 8-1 大椎、风池穴的体表位置

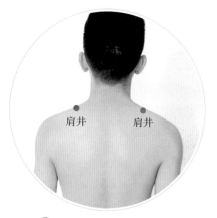

图 8-2 肩井穴的体表位置

肩井：在肩上，前直乳中，当大椎与肩峰最外侧点连线的中点上。

后溪：在手掌尺侧，微握拳，当小指本节（第5掌指关节）尺侧近端掌横纹头赤白肉际处。

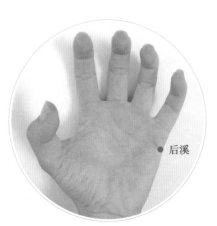

图 8-3 后溪穴的体表位置

◯ 操作

准备：选择受术者舒适，施术者便于操作的体位。施术部位常规消毒。

施术：

（1）三棱针点刺后溪：点刺前可推、挤穴位局部，使穴位局部充分充血。然后用三棱针点刺（图8-4），点刺出血后施术者用双手挤压后溪穴处，直至无出血为度。

（2）三棱针刺络拔罐：用三棱针点刺风池、肩井、大椎穴（图8-5），然后加拔火罐，拔罐一般以5~15分钟为宜。罐斑以充血和瘀血为佳，起罐后若还有出血，可再拔火罐，至无出血为度。

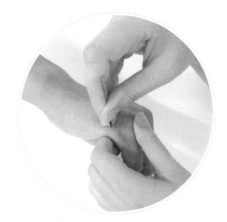

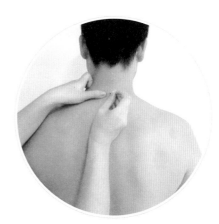

图 8-4 三棱针点刺后溪　　　　图 8-5 三棱针点刺大椎

⚠ 注意事项

以上治疗，轻症 1 次即可，重症可每日或隔日治疗 1 次。

颈椎病

概述

本病是颈椎间盘退行性改变，颈椎骨质增生及椎间关节退变刺激或压迫颈部神经、脊髓等而产生的一系列症状、体征的综合征。临床表现主要以头枕、颈项、肩背、上肢等部位疼痛，以及进行性肢体感觉和运动功能障碍为主症。本病是临床多发病，多见于中老年人，属中医学"项肩痛""眩晕"等范畴。

病因病机

颈椎病是一种颈椎退行性疾病，由内因和外因共同导致。由于退变或损伤，导致颈椎动静力学平衡失调，出现异位压迫或化学刺激或免疫反应是颈椎发病的关键，这些就是颈椎病变的内因。外因主要由于跌、扭、闪或长期低头伏案工作使颈椎间盘、颈椎周围各韧带及其附近软组织不同程度的损伤。本病基本病机是筋骨受损，经络气血阻滞不通。

治疗

○ 针具针法

三棱针法、刺络拔罐法。

○ 处方（图8-6、图8-7）

大椎、肩井、天柱、昆仑、悬钟。

大椎：在脊柱区，第7颈椎棘突下凹陷中，后正中线上。

肩井：在肩上，前直乳中，当大椎与肩峰最外侧点连线的中点上。

天柱：后发际正中直上0.5寸，旁开1.3寸，当斜方肌外缘凹陷中。

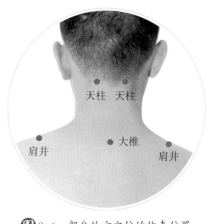

图 8-6 部分处方穴位的体表位置

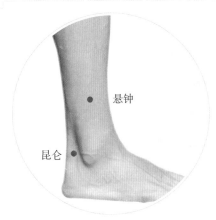

昆仑：在足部外踝后方，当外踝尖与跟腱之间的凹陷处。

悬钟：在小腿外侧，当外踝尖上3寸，腓骨前缘。

图 8-7　昆仑、悬钟穴的体表位置

操作

准备：选择受术者舒适，施术者便于操作的体位。施术部位常规消毒。

施术：三棱针刺络拔罐：用三棱针点刺大椎（图8-8）、肩井、天柱、昆仑（图8-9）、悬钟穴，然后加拔火罐。以上拔罐一般以5~15分钟为宜。罐斑以充血和瘀血为佳，起罐后若还有出血，可再拔火罐，至无出血为度。

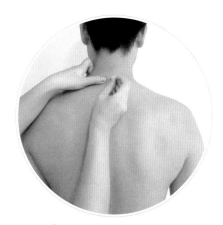

图 8-8　三棱针点刺大椎穴

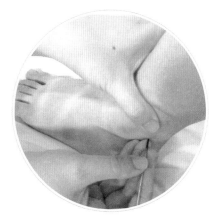

图 8-9　三棱针点刺昆仑穴

⚠ 注意事项

以上治疗，可每周2次，2周为1个疗程。

腰　痛

概 述

腰痛是以自觉腰部疼痛为主症的一类病证，又称"腰脊痛"。在西医学中，腰痛多见于腰部软组织损伤、肌肉风湿、腰椎病变、椎间盘病变以及部分内脏病变中。

病因病机

病因主要与感受外邪、跌仆损伤和劳欲太过等因素有关。风寒水湿之邪浸渍经络，经络之气阻滞不通；或长期从事体力劳动；或腰部闪挫撞击伤未恢复，经筋、络脉受损，瘀血阻络，不通则痛。素体禀赋不足，或年老精血亏衰，或房劳过度，腰部脉络失于温煦、濡养，不荣则痛。本病的基本病机是经络之气阻滞，经络痹阻，瘀血阻络，或肾精亏虚，腰部失于濡养、温煦。

治疗

◎ 针具针法

三棱针法、刺络拔罐法。

◎ 处方（图8-10~图8-12）

委中、后溪、腰阳关、肾俞。

委中：腘横纹中点，股二头肌肌腱与半腱肌肌腱的中间。

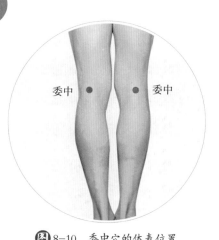

图8-10　委中穴的体表位置

后溪：在手掌尺侧，微握拳，当小指本节（第 5 掌指关节）尺侧近端掌横纹头赤白肉际处。

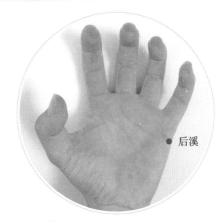

图 8-11 后溪穴的体表位置

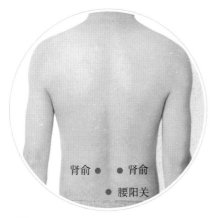

图 8-12 肾俞、腰阳关穴的体表位置

肾俞：在腰部，当第 2 腰椎棘突下，旁开 1.5 寸。

腰阳关：在腰部，当后正中线上，第 4 腰椎棘突下凹陷中。

操作

准备：选择受术者舒适，施术者便于操作的体位。施术部位常规消毒。

施术：

（1）三棱针点刺后溪：点刺前可推、挤穴位局部，使穴位局部充分充血。然后用三棱针点刺（图 8-13），点刺出血后施术者用双手挤后溪穴局部，直至无出血为度。

（2）三棱针刺络拔罐：三棱针点刺委中（图 8-14）、腰阳关、肾俞穴，然后加拔火罐，以上拔罐一般以 5~15 分钟为宜。罐斑以充血和瘀血为佳，起罐后若还有出血，可再拔火罐，至无出血为度。

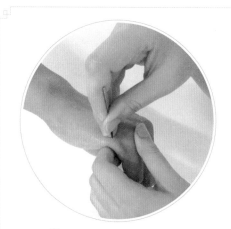

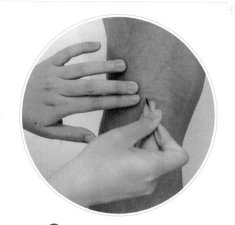

图 8-13　三棱针点刺后溪穴　　　　图 8-14　三棱针点刺委中穴

⚠ 注意事项

以上治疗，急性期 1 次即可，慢性期每周 1~2 次，10 次为 1 个疗程。

肩周炎

概述

肩周炎是指肩部期酸重疼痛，肩关节活动不利，甚至出现"扛肩"现象的病证，其疼痛可向颈部或上臂放射，呈弥散性疼痛，疼痛日轻夜重。中医又名漏肩风、五十肩、肩凝症，本病发病女性多于男性。

病因病机

一般认为本病的发生与外感风寒湿邪、外伤劳损、气血不足有关。肩部感受风寒湿邪，痹阻气血；肩部外伤劳损导致筋脉受损，气血阻滞；年老气血不足，筋脉失养都可导致经络气血不利，不通则痛。急性期疼痛剧烈，后期因炎症粘连而致肩关节活动受限。西医对本病的病因未明。

治疗

○ 针具针法

三棱针法、刺络拔罐法、皮肤针法。

○ 处方（图 8-15、图 8-16）

肩髃、肩髎、肩贞、臂臑、天宗、大椎、阿是穴。

肩髃：肩峰端下缘，当肩峰与肱骨大结节之间，三角肌上部中央。

肩髎：肩峰后下方，上臂外展时，当肩髃穴后寸许凹陷中。

肩贞：臂内收，腋后纹头上 1 寸。

臂臑：在曲池穴与肩髃穴连线上，曲池穴上 7 寸，三角肌止点处。

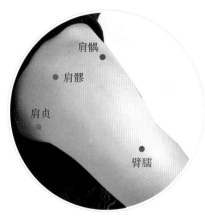

图 8-15　部分处方穴位的体表位置

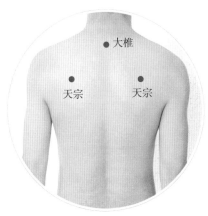

图 8-16　大椎、天宗穴的体表位置

天宗：在肩胛部，肩甲冈中点与肩胛骨下角连线上 1/3 与下 2/3 交点凹陷中，与第 4 胸椎相平。

大椎：在脊柱区，第 7 颈椎棘突下凹陷中，后正中线上。

101

◉ 操作

准备：选择受术者舒适，施术者便于操作的体位。施术部位常规消毒。

施术：

（1）三棱针刺络拔罐：用三棱针点刺肩髃、肩髎、肩贞、臂臑、大椎（图8-17）、天宗、阿是穴，然后加拔火罐（图8-18），以上拔罐一般以5~15分钟为宜，罐斑以充血和瘀血为佳。起罐后若还有出血，可再拔火罐，至无出血为度。

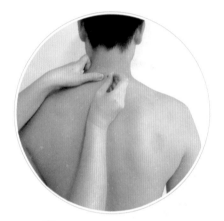

图8-17 三棱针点刺大椎穴

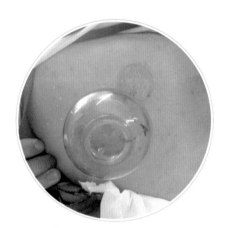

图8-18 天宗穴刺络拔罐

（2）皮肤针法：选择疼痛所在经脉，轻中度叩刺，至皮肤潮红为度。其中阿是穴部位加拔火罐。

⚠ 注意事项

以上治疗，可每周2次或隔日1次。每次选择2~3个穴位即可。

肌纤维组织炎

（概）（述）

肌纤维组织炎主要指肌肉、筋膜和脂肪组织内的纤维组织病变，主要表现为疼痛、肿胀、肌紧张、姿势异常和功能障碍等。本病好发部位为腰背、颈、肩和胸部，不分男女，任何年龄均可发生。

（病）（因）（病）（机）

由于肌肉及筋膜反复长期受外力牵拉，多次的外伤导致慢性累积性损伤，复受风寒，经脉痹阻而导致本病。其基本病机是寒凝血瘀，气血不通。西医认为本病由各种原因引起的肌筋膜或肌肉组织水肿、渗出及纤维性变而引起。

治疗

○ 针具针法

三棱针法、刺络拔罐法。

○ 处方

阿是穴。

○ 操作

准备：选择受术者舒适，施术者便于操作的体位。施术部位常规消毒。

施术：三棱针散刺拔罐：用三棱针深度散刺肌纤维组织炎病变局部，然后加拔火罐（图 8-19），以上拔罐一般以 5~15 分钟为宜。罐斑以充血和瘀血为佳，起罐后若还有出血，可再拔火罐，至无出血为度。

⚠ 注意事项

以上治疗，每日 1 次或隔日 1 次，至疾病痊愈。

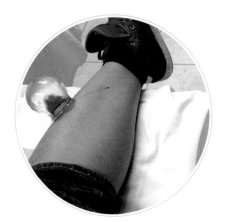

图 8-19　肌纤维组织炎病变局部刺络拔罐

坐骨神经痛

(概)(述)

坐骨神经痛是各种原因引起坐骨神经受压而出现的炎性病变，主要临床表现腰、臀、大腿后侧、小腿后外侧及足外侧疼痛。通常分为根性坐骨神经痛和干性坐骨神经痛两种。属于中医学"痹证"范畴。

(病)(因)(病)(机)

中医学认为，该病是患者素体肝肾亏虚而又受风寒湿邪，引起气血运行不畅，经络阻滞，不荣不通则痛；或外伤跌仆、劳损，致气血瘀滞，经络不通而致病。属于足太阳、足少阳经脉和经筋的病证。

治疗

○ **针具针法**

三棱针法、刺络拔罐法。

○ **处方**（图 8-20～图 8-22）

委中、阳陵泉、悬钟、大肠俞。

委中：腘横纹中点，股二头肌肌腱与半腱肌腱的中间。

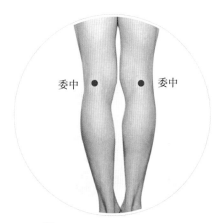

图 8-20　委中穴的体表位置

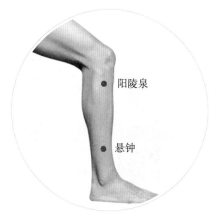

图 8-21　阳陵泉的体表位置

阳陵泉：在小腿外侧，当腓骨头前下方凹陷处。

悬钟：在小腿外侧，当外踝尖上3寸，腓骨前缘。

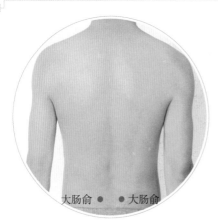

大肠俞：在腰部，第4腰椎棘突下，旁开1.5寸。

大肠俞 ● ● 大肠俞

图 8-22　大肠俞穴的体表位置

操作

准备：选择受术者舒适，施术者便于操作的体位。施术部位常规消毒。

施术：三棱针刺络拔罐：用三棱针点刺委中（图8-23）、阳陵泉（图8-24）、悬钟、大肠俞穴，然后加拔火罐，以上拔罐一般以10~15分钟为宜，罐斑以充血和瘀血为佳。起罐后若还有出血，可再拔火罐，至无出血为度。

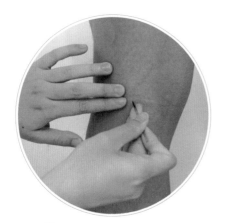

图 8-23　三棱针点刺委中穴

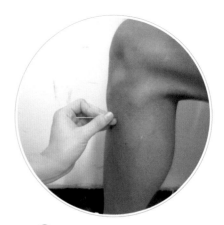

图 8-24　三棱针点刺阳陵泉穴

⚠️ **注意事项**

以上治疗，每周 1~2 次，宜避风寒，卧床休息。

下肢静脉曲张

㈤㈲ **概述**

下肢静脉曲张，又称炸筋腿，是指发生于下肢腿部的筋脉扩张疾患，以下肢小腿部出现垒垒青筋，盘曲甚者，结若蚯蚓为主要表现。好发于经久站立工作者，多发生在两小腿。

病因病机

本病乃因先天禀赋不足，加之久行久立，过度劳累，进一步损伤血脉，以致经脉不和，气血运行不畅，血壅于下，瘀血阻滞脉络，日久交错盘曲而成。西医认为此病与静脉血管的瓣膜异常有关。

治疗

○ **针具针法**

三棱针法、刺络拔罐法、火针法。

○ **处方**（图 8-25）

畸络结。

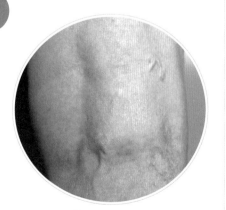

畸络结：下肢静脉曲张处。

图 8-25 畸络结

操作

准备：选择受术者舒适，施术者便于操作的体位。施术部位常规消毒。

施术：用三棱针或火针刺畸络结，选择瘀血明显发暗的畸络结以及畸络结周围的细络。用三棱针由下向上斜刺畸络结或细络；也可选用大小适宜的火针烧至发白（图8-26），点刺畸络结及周围的细络。刺后可让所刺部位自行出血，待出血停止后加拔火罐，拔罐一般以5~15分钟为宜，起罐后若还有出血，可再拔火罐，至出尽瘀血为度。

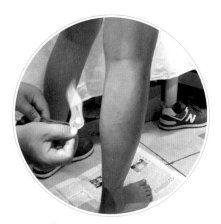

图 8-26　畸络结火针点刺

⚠ 注意事项

以上治疗，一般1~2周1次，双下肢可交替进行，不宜久站。

急性腰扭伤

概述

急性腰扭伤是指腰部肌肉、肌腱、韧带、腰椎关节等处筋膜的急性损伤，古代文献称"瘀血腰痛"，是常见的腰痛疾病。本病多发于青壮年和体力劳动者，男性较女性多。

病因病机

本病是由于腰部遭受外力，损伤筋脉导致气滞血瘀所致。基本病机是经络不通，气血壅滞。

治疗

◯ 针具针法

三棱针法、刺络拔罐法。

◯ 处方（图 8-27~ 图 8-29）

委中、后溪、龈交。

委中：腘横纹中点，股二头肌肌腱与半腱肌腱的中间。

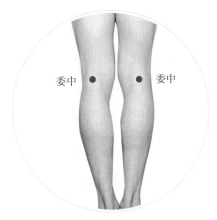

图 8-27　委中穴的体表位置

后溪：在手掌尺侧，微握拳，当小指本节（第 5 掌指关节）尺侧近端掌横纹头赤白肉际处。

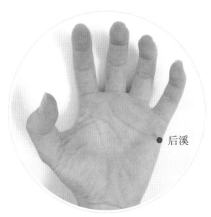

图 8-28　后溪穴的体表位置

龈交：在上唇内，上唇系带与上齿龈的相接处。

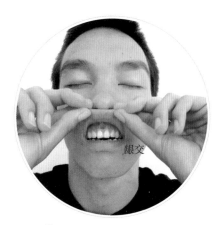

图 8-29　龈交穴的体表位置

◎ 操作

准备：选择受术者舒适，施术者便于操作的体位。施术部位常规消毒。

施术：

（1）三棱针挑刺龈交：挑刺前，施术者一手拉起患者的上唇部，使上唇系带伸展，然后用三棱针挑刺，点刺出血后施术者用双手挤压唇部，直至无出血为度。

（2）三棱针点刺后溪：点刺前可推、挤穴位局部，使穴位局部充分充血。然后用三棱针点刺（图8-30），点刺出血后施术者用双手挤压后溪穴处，直至无出血为度。

（3）三棱针刺络拔罐：用三棱针点刺委中（图8-31），然后加拔火罐，一般以5~15分钟为宜，罐斑以充血和瘀血为佳。起罐后若还有出血，可再拔火罐，至无出血为度。

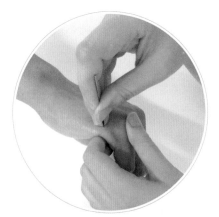

🔲 8-30　三棱针点刺后溪穴

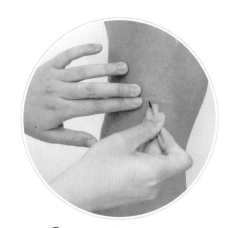

🔲 8-31　三棱针点刺委中穴

⚠ 注意事项

以上治疗，轻症1次即可，重症可每日或隔日治疗1次。

踝关节扭伤

概述

踝关节扭伤是踝关节局部韧带、肌腱、关节囊等软组织的损伤，是临床上常见的损伤之一。中医称为"踝缝伤筋"。本病任何年龄均可发生，尤以青壮年更多见。

病因病机

踝关节扭伤多因韧带松弛，复因道路不平加之注意力不集中，导致关节失稳损伤经脉、经筋，基本病机是经络不通，气血瘀滞。

治疗

○ 针具针法

三棱针法、刺络拔罐法、皮肤针法。

○ 处方（图 8-32、图 8-33）

阳陵泉、太冲、阿是穴。

阳陵泉：在小腿外侧，当腓骨头前下方凹陷处。

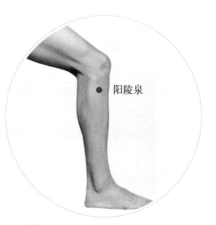

图 8-32　阳陵泉穴的体表位置

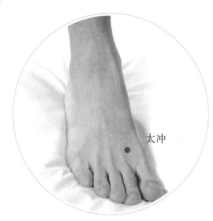

太冲：在足背侧，第1、2跖
骨间，跖骨底结合部前方凹陷中，
或触及动脉搏动。

图 8-33　太冲穴的体表位置

○ 操作

准备：选择受术者舒适，施术者便于操作的体位。施术部位常规消毒。

施术：

（1）三棱针刺络拔罐：用三棱针点刺阳陵泉（图 8-34）、太冲（图
8-35）、阿是穴，然后加拔火罐。

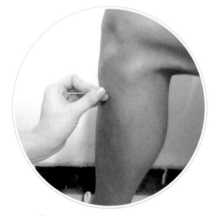

图 8-34　三棱针点刺阳陵泉穴

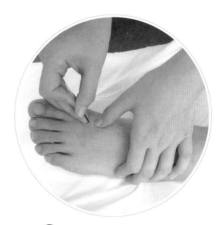

图 8-35　三棱针点刺太冲穴

（2）皮肤针叩刺拔罐：用皮肤针叩刺踝扭伤局部至潮红出血，然后加拔
火罐。

以上拔罐一般以 5~15 分钟为宜，罐斑以充血和瘀血为佳。起罐后若还有出血，可再拔火罐，至无出血为度。

⚠ 注意事项

以上治疗，轻症 1 次即可，重症可每日或隔日治疗 1 次。

儿科病证

痄 腮

概述

痄腮是以耳垂为中心腮部漫肿，边缘不清，皮色不红，压之疼痛或有弹性为主要特征，通常先发于一侧，继发于另一侧。口腔内颊黏膜腮腺管口可见红肿，发作前 1~2 天可有发热，又称"蛤蟆瘟""大头瘟"等。本病常在冬、春季节流行，以学龄前后儿童多见，一般预后良好。西医学称为流行性腮腺炎。

病因病机

风热疫毒之邪从口鼻而入，阻遏少阳、阳明经脉，郁而不散，蕴结于耳下腮部而发病。基本病机是温毒之邪蕴结于少阳、阳明经。受邪较重，邪从少阳胆经内传厥阴肝经，可出现少腹、睾丸肿痛；若温毒炽盛，内陷厥阴，则可发生痉厥、昏迷等热极风动之变证。西医学认为本病由腮腺炎病毒（属副黏液病毒科）引起，接触患者 2~3 周后发病。

治疗

○ 针具针法

三棱针法、火针法、刺络拔罐法。

○ 处方

主穴：大椎、翳风、太阳、角孙、颊车、曲池、合谷、阿是穴。
（图 9-1~图 9-4）

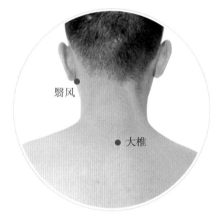

大椎：在脊柱区，第 7 颈椎棘突下凹陷中，后正中线上。

翳风：乳突前下方与下颌角之间的凹陷中。

图 9-1　大椎、翳风穴的体表位置

太阳：在颞部，当眉梢与目外眦之间，向后约一横指的凹陷处。

角孙：在头部，折耳廓向前，当耳尖直上入发际处。

颊车：在下颌角前上方约一横指，按之凹陷处。

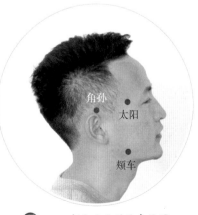

图 9-2　部分主穴的体表位置

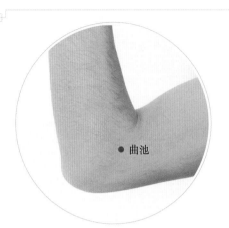

曲池：屈肘，当尺泽与肱骨外上髁连线的中点。

图 9-3 曲池穴的体表位置

合谷：在手背，第 1、2 掌骨之间，当第 2 掌骨桡侧中点。

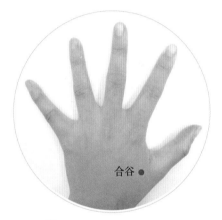

图 9-4 合谷穴的体表位置

配穴：（图 9-5~ 图 9-7）

（1）睾丸肿痛加太冲、血海。

（2）高热加十宣。

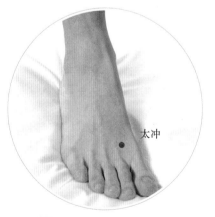

太冲：在足背，第 1、2 跖骨结合部之前的凹陷中。

图 9-5 太冲穴的体表位置

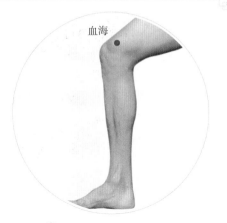

血海：屈膝，髌骨内上缘上 2 寸，当股四头肌内侧头隆起处。

图 9-6　血海穴的体表位置

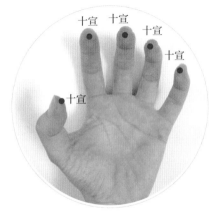

图 9-7　十宣穴的体表位置

十宣：在手十指尖端，距指甲游离缘 0.1 寸，共 10 穴。

○ 操作

准备：选择受术者舒适，施术者便于操作的体位。施术部位常规消毒。

施术：

（1）三棱针刺络拔罐法：三棱针点刺大椎、曲池、合谷、太阳（图9-8）、角孙、翳风、太冲、血海、十宣（图9-9），十宣挤出血液至不出血为止，其余穴位可加拔火罐。拔罐一般以 3~10 分钟为宜。罐斑充血即可，但起罐后若还有出血，可再拔火罐，直至无出血。三棱针点刺大椎、曲池可稍深，其余穴位可稍浅。

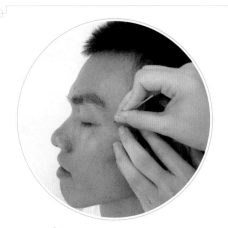
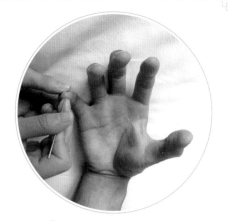

图 9-8　三棱针点刺太阳穴　　　　图 9-9　三棱针点刺十宣穴

（2）火针法：选择细火针，将针烧至白亮，对准穴位垂直点刺，快进速退，火针所选穴位可选阿是穴、角孙、翳风、颊车。

⚠ 注意事项

以上治疗，三棱针法和火针法可单独使用，也可配合使用，每次选用2~3穴，每日1次，至痊愈。角孙穴可剃去毛发。饮食以流质、半流质为主，忌肥腻、辛辣、坚硬及酸性的食品。

小儿疳积

概 述

小儿疳积是以面黄肌瘦，毛发稀疏干枯，精神萎靡或烦躁，饮食异常，大便不调为特征的一种慢性消耗性疾病。多见于5岁以下儿童，起病缓慢，病情迁延，严重者可以导致阴竭阳脱。

病因病机

中医学认为本病因喂养不当，损伤脾胃；疾病影响，病后失调或误用攻伐；禀赋不足，元气虚惫，脾胃功能薄弱，运化失司，导致气血化生不足，脏腑、肌肉失于濡养而形成疳积，主要病位在脾胃。

治疗

○ 针具针法

三棱针法。

○ 处方（图9-10）

四缝穴。

四缝：第2~5指掌面的近侧指间关节横纹中央，一手4穴。

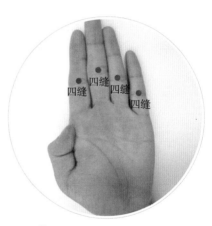

图 9-10　四缝穴的体表位置

○ 操作

准备：选择受术者舒适，施术者便于操作的体位。施术部位常规消毒。

施术：

（1）三棱针点刺法：点刺时术者以押手在第1指节腹面使受术者仰掌伸指，四指背伸绷紧，从小指向食指依次点刺（图9-11），挤出少量黄白色透明样黏液或出血。

（2）三棱针挑刺法：术者以押手在第 1 指节腹面向针尖方向按准穴位，右手持针对准横纹中心四缝穴点，快速地向中心方向斜刺约 1 分深度，上挑针尖，随即出针，针口可见少许黏黄液体（也有清稀液体渗出量多），用指挤压，使液尽出，见血为度。

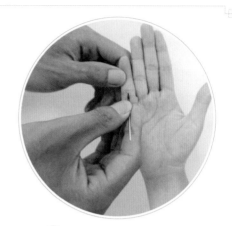

图9-11　三棱针点刺四缝穴

⚠️ 注意事项

用力轻浅，双侧操作。一般隔日 1 次，症状减轻后可每周 1~2 次。

第十章

五官科病证

麦粒肿

概述

麦粒肿是指胞睑边缘生小硬结，红肿疼痛，形似麦粒，易于溃脓的眼病，又名"针眼""土疳"，俗称"偷针眼"。临床表现为初期睑缘处红肿，疼痛长出硬结，继而硬结增大，数日后硬结变软，顶端有脓点，脓点溃后，红肿疼痛渐消。西医学认为本病是指眼睑腺体组织的急性化脓性炎症，即睑腺炎。

病因病机

中医学认为本病常与外感风热、热毒上攻或脾胃湿热等因素有关。本病主要病位在眼睑，基本病机是内外邪热相搏，客于胞睑，凝滞气血，灼伤血络。西医认为本病是睑板腺葡萄球菌感染所致。

治疗

针具针法

三棱针法、刺络拔罐法。

◎ 处方（图10-1、图10-2）

大椎、太阳、耳尖。

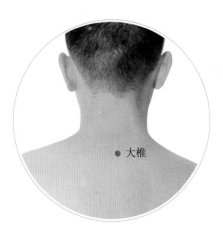

大椎：当第7颈椎棘
突下，后正中线上。

图 10-1　大椎穴的体表位置

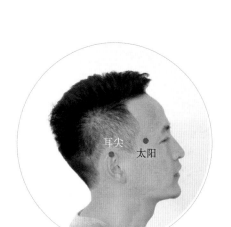

太阳：在颞部，当眉梢与目外
眦之间，向后约一横指的凹陷处。

耳尖：当折耳向前，在耳廓上
方的尖端处。

图 10-2　太阳、耳尖穴的体表位置

◎ 操作

准备：选择受术者舒适，施术者便于操作的体位。施术部位常规消毒。

施术：

（1）三棱针点刺耳尖：点刺前，以耳尖为中心，局部按揉耳廓使之充血。用三棱针点刺后（图10-3），局部挤压耳尖，推挤出血后放松，再推挤，反复进行，直至耳尖出血颜色变浅为止。

（2）三棱针刺络拔罐：大椎、太阳穴点刺出血后加拔火罐或抽气罐（图10-4）。以上拔罐一般以5~15分钟为宜。罐斑以瘀血为佳，起罐后若还有出血，可再拔罐，直至无出血为度。

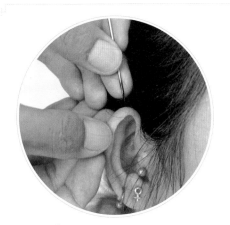

图 10-3　三棱针点刺耳尖

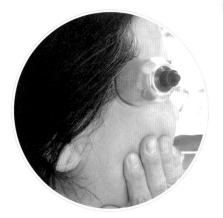

图 10-4　太阳穴刺络拔罐

⚠ 注意事项

以上治疗，可每日或隔日治疗 1 次，可配合药物疗法。忌食腥辣油腻。

结膜炎

概述

结膜炎是多种原因引起的眼结膜的炎症反应。有急、慢性之分，具有传染性，好发于春秋两季。中医称之为"天行赤眼""风热眼""暴风客热"。临床表现为患者眼红，眼疼，畏光，多泪，有分泌物，球结膜有点片状出血，睑结膜有滤泡增生，眼部有异物感，多双眼发病，也可单发，可伴耳后淋巴结肿大。

病因病机

中医学认为本病多与外感风热或肝火上炎有关。基本病机为内外热邪循经上犯目窍，导致气血壅滞，损伤血络。西医认为本病多因感染病毒导致。

治疗

◎ 针具针法

三棱针法、刺络拔罐法、皮肤针叩刺。

◎ 处方（图 10-5~ 图 10-7）

大椎、肺俞、太阳、耳尖、少商、眼眶周围。

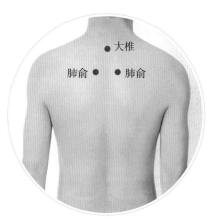

　　大椎：当第 7 颈椎棘突下，
后正中线上。

　　肺俞：当第 3 胸椎棘突下，
后正中线旁开 1.5 寸。

图 10-5　大椎、肺俞穴的体表位置

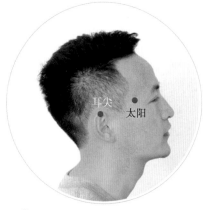

　　太阳：在颞部，当眉梢与目外眦之
间，向后约一横指的凹陷处。

　　耳尖：当折耳向前，在耳廓上方的
尖端处。

图 10-6　太阳、耳尖穴的体表位置

少商：在拇指桡侧指甲
根脚旁 0.1 寸。

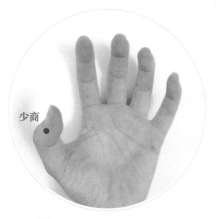

少商

○ 操作

准备：选择受术者舒适，施术者便
于操作的体位。施术部位常规消毒。

图 10-7　少商穴的体表位置

施术：

（1）三棱针点刺少商、耳尖穴：点刺前可推、捋、挤少商穴（图
10-8），使少商充分充血。用三棱针点刺少商后，再从近心端向拇指末端施
以推、捋、挤动作，直至少商出血出尽为止。点刺前，以耳尖为中心，局部
按揉耳廓使之充血。用三棱针点刺耳尖后，局部挤压耳尖，推挤出血后放
松，再推挤，反复进行，直至耳尖出血颜色变浅为止。

（2）三棱针刺络拔罐：三棱针点刺太阳、大椎、肺俞穴，点刺出血后加
拔火罐（图 10-9）。以上拔罐一般以 5~15 分钟为宜，罐斑以充血或瘀血为
佳。起罐后若还有出血，可再拔火罐，直至无出血为度。

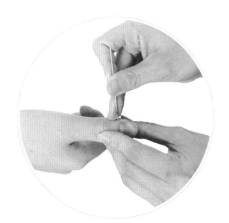

图 10-8　三棱针点刺少商穴

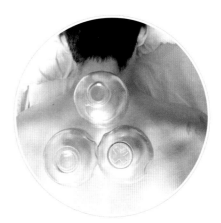

图 10-9　大椎、肺俞穴刺络拔罐

（3）皮肤针叩刺：用皮肤针轻轻叩刺眼眶周围，以局部潮红为度。

⚠ 注意事项

以上治疗，可每日或隔日治疗 1 次。病症减轻后可每周治疗 1~2 次。

电光性眼炎

 概述

电光性眼炎是指由紫外线照射引起眼睛的结膜、角膜浅层的损害。多见于电气焊工人，或紫外线灯使用不当者。临床表现主要为眼睛疼痛，畏光，流泪，眼睑痉挛等。轻者仅自觉眼睛沙涩，灼痛；重者可见眼睛剧痛，热如火烧，眼睑肿胀，视物模糊。

病因病机

中医学认为本病是由风火之邪猝然伤目之精血，导致血络损伤。西医认为本病是由各种原因引起的过度紫外线照射所致。

 治疗

⊙ 针具针法

三棱针法、刺络拔罐法。

⊙ 处方（图 10-10~ 图 10-13）

攒竹、太阳、大椎、光明。

攒竹：目内眦直上，眉头凹陷中。

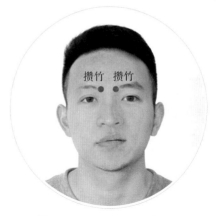

图 10-10　攒竹穴的体表位置

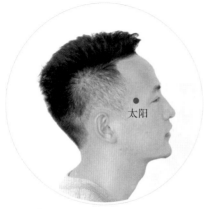

图 10-11　太阳穴的体表位置

太阳：眉梢与目外眦之间，向后一横指凹陷中。

大椎：第 7 颈椎棘突下，后正中线上。

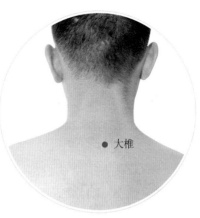

图 10-12　大椎穴的体表位置

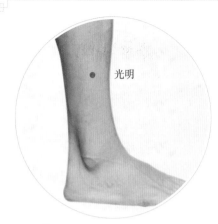

光明

光明：外踝高点上 5 寸，
腓骨前缘。

图 10-13　光明穴的体表位置

○ 操作

准备：选择受术者舒适，施术者便于操作的体位。施术部位常规消毒。

施术：

（1）三棱针点刺攒竹：点刺前可推、挤攒竹穴（图 10-14），使局部充
分充血。点刺出血后施术者用双手挤压，直至无出血为度。

（2）三棱针刺络拔罐：三棱针点刺大椎、太阳、光明穴，点刺出血后加
拔火罐或抽气罐（图 10-15）。以上拔罐一般以 5~15 分钟为宜。罐斑以充血
或瘀血为佳，起罐后若还有出血，可再拔罐，直至无出血为度。

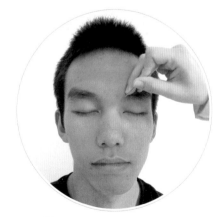

图 10-14　三棱针点刺攒竹穴

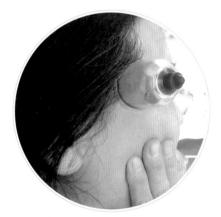

图 10-15　太阳穴刺络拔罐

> ⚠️ **注意事项**
>
> 以上治疗，可每日或隔日治疗 1 次。注意避免强光照射。

扁桃体炎

概述

　　扁桃体炎是指腭扁桃体的非特异性炎症，伴有不同程度的淋巴组织和咽黏膜的炎症。本病有急慢性之分，多见于儿童和青少年，好发于春秋两季。中医称之为"乳蛾""咽喉肿痛"。临床表现为咽痛，吞咽困难，咽部检查可见扁桃体肿大，充血呈鲜红色或深红色，表面有脓点，可伴有发热等全身症状。急性扁桃体炎发病急，病程短；反复发作不愈转为慢性扁桃体炎，病程较长。

病因病机

　　中医学认为本病因风热外邪侵袭，火热毒邪搏结喉核；或脏腑失调，久病体虚，毒邪久滞喉核所致。西医认为本病主要是由乙型溶血性链球菌感染导致。

治疗

　　🔘 **针具针法**

　　三棱针法、刺络拔罐法。

◉ 处方（图 10-16、图 10-17）

少商、商阳、大椎、肺俞。

少商：拇指桡侧指甲根
脚旁 0.1 寸。

商阳：食指桡侧指甲根
脚旁 0.1 寸。

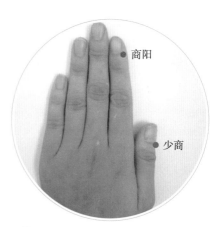

图 10-16　少商、商阳穴的体表位置

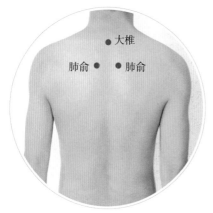

图 10-17　大椎、肺俞穴的体表位置

大椎：第 7 颈椎棘突下，后正
中线上。

肺俞：第 3 胸椎棘突下，后正
中线旁开 1.5 寸。

◉ 操作

准备：选择受术者舒适，施术者便于操作的体位。施术部位常规消毒。

施术：

（1）三棱针点刺少商、商阳：点刺前可推、捋、挤少商、商阳穴，使少
商、商阳充分充血。用三棱针点刺少商（图 10-18）、商阳后，再从近心端
向拇、食指末端施以推、捋、挤动作，直至少商、商阳出血出尽为止。

（2）三棱针刺络拔罐：三棱针点刺大椎、肺俞穴，点刺出血后加拔火罐
（图 10-19）。以上拔罐一般以 5~15 分钟为宜，罐斑以充血或瘀血为佳。起
罐后若还有出血，可再拔火罐，直至无出血为度。

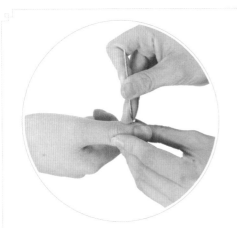

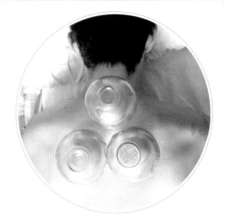

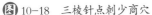 图 10-18　三棱针点刺少商穴　　　　图 10-19　大椎、肺俞穴刺络拔罐

⚠ 注意事项

以上治疗，可每日或隔日治疗 1 次。忌食腥辣油腻之物，患病初期避免大声说话。

第十一章 皮肤科病证

发际疮

概述

发际疮，是指痈疽疮疖发于项后发际部位的化脓性皮肤病。临床表现为初起形若粟米，渐大若黍豆，质硬而突起，顶部或见白点而根部微红赤，痛痒明显，破溃后有少许黄脓，一疮将愈，其旁一疮再起，往往缠绵难愈。无全身症状，多见于男性。

病因病机

本病由饮食不洁，恣食肥甘，脏腑蕴热，发于项部；或内有湿热，外感风热之邪，壅滞气血，发于项部所致。西医认为本病是金黄色葡萄球菌感染项部毛囊所致。

治疗

🔹 针具针法

三棱针法、刺络拔罐法、火针法、皮肤针法。

○ 处方（图 11-1）

　　大椎、肺俞、膈俞、脾俞、病灶局部。

　　　　大椎：第 7 颈椎棘突下，后正中
线上。
　　　　肺俞：第 3 胸椎棘突下，后正中
线旁开 1.5 寸。
　　　　膈俞：第 7 胸椎棘突下，后正中
线旁开 1.5 寸。
　　　　脾俞：第 11 胸椎棘突下，后正中
线旁开 1.5 寸。

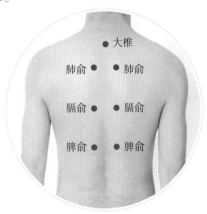

● 大椎
肺俞 ●　● 肺俞
膈俞 ●　● 膈俞
脾俞 ●　● 脾俞

图 11-1　部分处方穴位的体表位置

○ 操作

　　准备：选择受术者舒适，施术者便于操作的体位。施术部位常规消毒，皮损部位需剃尽毛发。

　　施术：

　　（1）三棱针刺络拔罐：用三棱针点刺大椎（图 11-2）、肺俞（图 11-3）、脾俞、膈俞穴；三棱针散刺或火针烧至发白，点刺病灶局部，其中火针点刺可深至腐败组织深部，出血后加拔火罐。

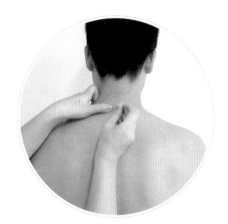

图 11-2　三棱针点刺大椎穴

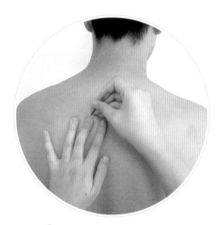

图 11-3　三棱针点刺肺俞穴

（2）皮肤针叩刺拔罐：用皮肤针叩刺大椎、肺俞、膈俞至脾俞之间部位，叩刺至出血，然后加拔火罐。

以上操作，拔罐一般以 5~15 分钟为宜，罐斑以瘀血为佳。起罐后若还有出血，可再拔火罐，至无出血为度。

⚠ 注意事项

以上治疗，每周 1~2 次。拔罐后多饮水，忌食辛辣油腻，上述方法可交替使用。

痤 疮

概述

痤疮是青春期男女常见的一种发生于毛囊及皮脂腺的慢性炎症，临床表现初起粉刺为白头或黑头粉刺，病情发展可演变为炎性丘疹、脓丘疹，甚至脓肿、瘢痕，好发于颜面、胸背等处。中医又称"肺风粉刺""粉刺""青春痘"。本病易于反复，好发于青春期。

病因病机

痤疮的发生常与过食辛辣厚味、冲任不调、先天禀赋等因素有关。本病病位在肌肤腠理，与肺、脾、胃、肠关系密切。基本病机是热毒郁蒸肌肤。西医认为本病是因为青春期体内雄激素分泌旺盛，皮脂腺分泌过多导致。

治疗

○ 针具针法

　　三棱针法、刺络拔罐法、皮肤针法。

○ 处方（图 11-4）

　　大椎、肺俞、心俞、脾俞、胃俞、皮损局部。

　　大椎：第 7 颈椎棘突下，后正中线上。
　　肺俞：第 3 胸椎棘突下，后正中线旁开 1.5 寸。
　　心俞：第 5 胸椎棘突下，后正中线旁开 1.5 寸。
　　脾俞：第 11 胸椎棘突下，后正中线旁开 1.5 寸。
　　胃俞：第 12 胸椎棘突下，后正中线旁开 1.5 寸。

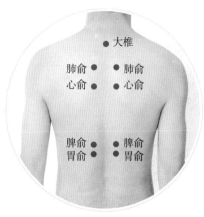

图 11-4　处方穴位的体表位置

○ 操作

　　准备：选择受术者舒适，施术者便于操作的体位。施术部位常规消毒。
　　施术：三棱针刺络拔罐：用三棱针点刺大椎（图 11-5）、肺俞（图 11-6）、心俞、脾俞、胃俞穴；用三棱针散刺皮损局部，出血后均加拔火罐。拔罐一般以 5~15 分钟为宜，面部时间宜短，5 分钟即可。背部罐斑以瘀血为佳，起罐后若还有出血，可再拔火罐，至无出血为度。

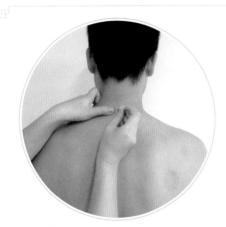

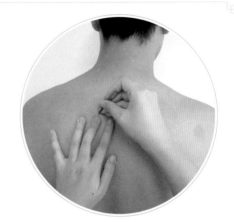

图 11-5　三棱针点刺大椎穴

图 11-6　三棱针点刺肺俞穴

⚠ 注意事项

以上治疗，可每周 2 次，忌食辛辣油腻之物。

丹　毒

概述

丹毒，是患部皮肤突然灼热疼痛，色如涂丹，游走极快的一种急性感染性皮肤病。本病起病突然，迅速扩大，好发于颜面和小腿部，其中发于头面者称"抱头火丹"，发于腿胫者称"流火"，新生儿丹毒好发于臀部，称"赤游丹"。西医称为蜂窝织炎。

病因病机

丹毒的发生常与素体血分有热、皮肤黏膜破损、火毒入侵等因素有关。本病病位在肌肤腠理，基本病机是血热火毒蕴结肌肤。西医多认为是链球菌感染淋巴管所致。

治疗

针具针法

三棱针法、火针法、刺络拔罐法。

处方（图 11-7~ 图 11-9）

大椎、肺俞、膈俞、血海、委中、病灶局部。

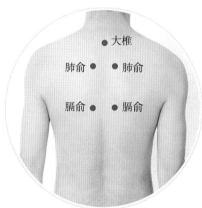

大椎：第 7 颈椎棘突下凹陷中，后正中线上。

肺俞：第 3 胸椎棘突下，后正中线旁开 1.5 寸。

膈俞：第 7 胸椎棘突下，后正中线旁开 1.5 寸。

图 11-7　部分处方穴位的体表位置

血海：屈膝，髌骨内上缘上 2 寸，当股四头肌内侧头隆起处。

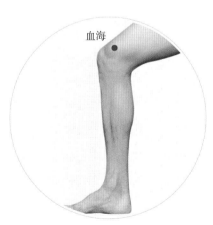

图 11-8　血海穴的体表位置

137

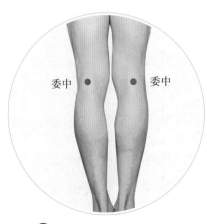

委中: 腘横纹中点, 当
肱二头肌肌腱与半腱肌腱
的中点。

图 11-9　委中穴的体表位置

◯ 操作

准备: 选择受术者舒适, 施术者便于操作的体位。施术部位常规消毒。

施术:

(1) 三棱针刺络拔罐: 用三棱针点刺大椎 (图 11-10)、肺俞 (图
11-11)、膈俞、血海、委中穴, 点刺后加拔火罐。

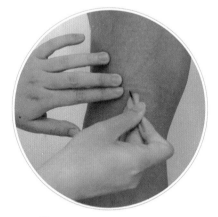

图 11-10　三棱针点刺大椎穴

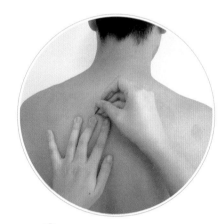

图 11-11　三棱针点刺肺俞穴

(2) 火针刺络拔罐: 用粗细适宜的火针烧至发白, 散刺病灶局部至出血,
然后加拔火罐。

以上操作, 拔罐以 5~15 分钟为宜, 拔至出血颜色鲜红为度。

⚠️ 注意事项

以上治疗，病重时可每日 1~2 次，病轻时可隔日 1 次或每周 1~2 次，忌食辛辣油腻。

寻常疣

(概)(述)

寻常疣是一种发生于皮肤浅表部位的小赘生物，临床表现为在颜面、手背部散在或密集出现如米粟至绿豆大小的扁平丘疹，边界清楚，质硬，呈浅褐色。无自觉症状，偶有痒感。中医又称"扁猴""刺猴"，多发于青年人。

(病)(因)(病)(机)

本病主要因风热毒邪侵袭肌肤；或肝郁化火，凝滞气血，肌肤失养所致。西医认为本病是由人类乳头瘤病毒感染引起。

治疗

◯ 针具针法

火针法（单头火针、三头火针）、三棱针法。

◯ 处方

阿是穴（疣体局部）。

◎ 操作

准备：选择受术者舒适，施术者便于操作的体位。施术部位常规消毒。

施术：

（1）单头火针点刺：疣体较小者，用单头火针烧至发白（图11-12），后点刺疣体中心部位（图11-13），刺入至疣体基底部即可，不宜过深。

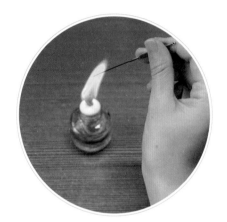

图 11-12　火针烧针

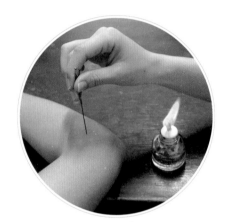

图 11-13　火针点刺疣体局部

（2）三头火针点刺：对于粟米大小的疣体，用三头火针针尖烧至通红，迅速点刺深达疣体基底部。

（3）三棱针点刺：疣体较大者，三棱针点刺疣体，刺透为度，挤出 1~2 滴血液。也可加拔火罐 5~10 分钟。

⚠ 注意事项

轻者一般治疗 1 次即可，对于较多寻常疣者 1 次难以治完，可分批分次进行。第 1 次治疗时先选择疣体较大者进行治疗，第 2 次治疗要待第 1 次治疗结痂全部脱落后再行。注意避开邻近面部五官及大神经、大血管部位，治疗后 48 小时内保持敷料干燥清洁，禁搔抓患处。忌食辛发食物。

带状疱疹

概述

带状疱疹是由水痘 – 带状疱疹病毒感染引起的急性炎症性皮肤病，中医称"蛇丹""蛇窜疮""缠腰火丹"等。本病好发于春秋季，多单侧发病，临床表现为初起时皮色发红，自觉皮肤灼热疼痛，继而出现簇集性带状排列的水疱，常沿着一定的周围神经分布。部分患者皮疹消退后，仍可遗留神经痛。

病因病机

本病因情志不畅，肝郁化火；或感受火毒时邪；或过食辛辣，脾经湿热，病邪内蕴日久，侵淫皮肤、经络而发为疱疹。基本病机为湿热火毒瘀积肌腠、灼伤皮络。

治疗

◯ 针具针法

三棱针法、皮肤针法、火针法、刺络拔罐法。

◯ 处方（图 11-14、图 11-15）

大椎、肺俞、心俞、膈俞、曲池、皮损局部、脊神经根部、胸肋关节点。

大椎：第 7 颈椎棘突下，后正中线上。

肺俞：第 3 胸椎棘突下，后正中线旁开 1.5 寸。

心俞：第 5 胸椎棘突下，后正中线旁开 1.5 寸。

膈俞：第 7 胸椎棘突下，后正中线旁开 1.5 寸。

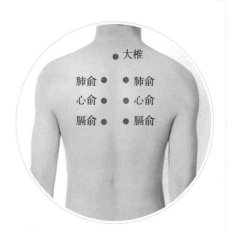

图 11-14　部分处方穴位的体表位置

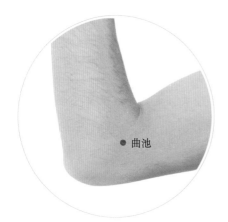

图 11-15　曲池穴的体表位置

曲池：屈肘成直角，在肘横纹外侧头与肱骨外上髁连线的中点。

◯ 操作

准备：选择受术者舒适，施术者便于操作的体位。施术部位常规消毒。

施术：

（1）用三棱针点刺大椎（图 11-16）、肺俞、心俞、膈俞、曲池穴，点刺后拔罐。

（2）皮损局部可选用三棱针散刺法、火针点刺法或皮肤针叩刺法，以刺破疱疹或皮损区域，然后加拔火罐（图 11-17）。三棱针散刺法宜选择皮损发暗较甚的部位，或其疱较集中的部位散刺；火针可选细火针，烧至发白后逐一点刺疱疹；皮肤针叩刺法，宜选择重叩法，逐一叩刺疱疹区出血。

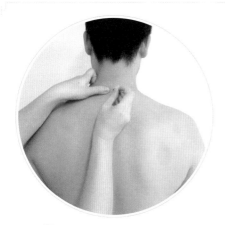

图 11-16　三棱针点刺大椎穴

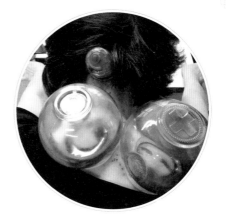

图 11-17　疱疹局部散刺拔罐

（3）带状疱疹后遗痛多用三棱针点刺相应脊神经根部，侵犯肋间神经还可点刺相应胸肋关节点，点刺后拔罐。

以上拔罐一般以 5~15 分钟为宜。起罐后若还有出血或出黄色液体，可再拔火罐，至出尽瘀血为度。

⚠ 注意事项

以上治疗，可每日 1 次或隔日 1 次，直至痊愈。后遗症期可每周 1 次，5 次为 1 个疗程。忌食辛辣油腻。刺病灶局部时，先刺"龙头"，再刺"龙尾"；最后再刺病灶局部。（龙尾、龙头是指疱疹延伸方向的始末，其中新出者为头），刺出血后加拔火罐。

荨麻疹

概 述

荨麻疹是指皮肤出现时隐时现的块状、片状风团的一种瘙痒性、过敏性皮肤病。本病可分为急性和慢性两种，其中急性易愈，慢性迁延。中医称之为"瘾疹""风团""风疹""风疹块"。临床表现为在皮肤部突然出现团块状风团，呈淡红色或白色，边界清楚，可蔓延融合，时隐时现，异常瘙痒。荨麻疹多发于皮肤，但也可侵袭消化道，引起呕吐、腹泻等，侵袭咽喉，引起喉头水肿、呼吸困难等。

(病)(因)(病)(机)

本病发生常与禀赋不耐、风邪侵袭、食用鱼虾荤腥食物等因素有关。病位在肌肤腠理。基本病机是营卫失和，邪郁腠理。

治疗

◎ 针具针法

三棱针法、皮肤针法、刺络拔罐法。

◎ 处方（图 11-18~ 图 11-22）

大椎、肺俞、膈俞、尺泽、委中、足三里、背部督脉、背部膀胱经第一侧线。

大椎：第 7 颈椎棘突下，后正中线上。

肺俞：第 3 胸椎棘突下，后正中线旁开 1.5 寸。

膈俞：第 7 胸椎棘突下，后正中线旁开 1.5 寸。

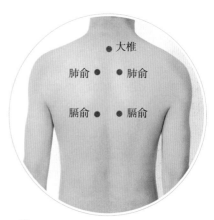

图 11-18　部分处方穴位的体表位置

尺泽：在肘横纹中，肱二头肌腱桡侧凹陷处。

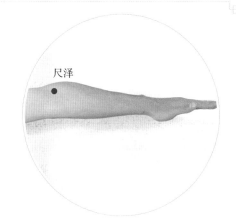

图 11-19 尺泽穴的体表位置

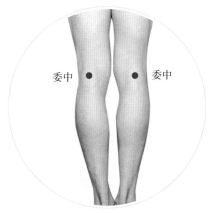

委中：腘横纹中点，股二头肌肌腱与半腱肌腱的中间。

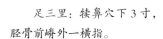

图 11-20 委中穴的体表位置

足三里：犊鼻穴下 3 寸，胫骨前嵴外一横指。

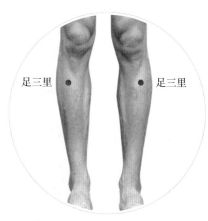

图 11-21 足三里穴的体表位置

145

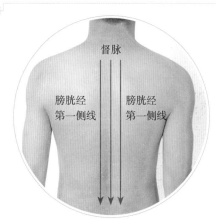

背部督脉：后正中线上，从大椎穴到腰阳关穴循经所过。

背部膀胱经第一侧线：后正中线旁开 1.5 寸，从大杼穴到大肠俞穴循经所过。

图 11-22 背部督脉、膀胱经第一侧线

操作

准备：选择受术者舒适，施术者便于操作的体位。施术部位常规消毒。

施术：

（1）三棱针刺络拔罐：用三棱针点刺大椎、肺俞、膈俞、尺泽（图 11-23）、委中、足三里穴，点刺出血后加拔火罐。

（2）皮肤针叩刺：以皮肤针轻轻叩刺背部督脉和膀胱经第一侧线（图 11-24），至充血或轻微出血，点刺出血后加拔火罐。

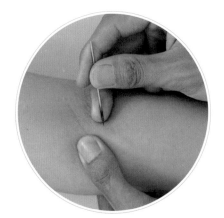

图 11-23 三棱针点刺尺泽穴

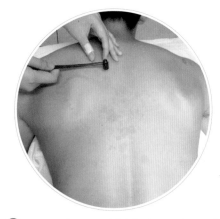

图 11-24 皮肤针叩刺背部膀胱经第一侧线

以上拔罐一般以 5~15 分钟为宜。罐斑以充血和瘀血为佳，起罐后若还有出血，可再拔火罐，至无出血为度。

⚠ 注意事项

以上治疗，急性期每日 1 次；慢性期每次可选 2~3 穴，可每周 1~2 次。忌食海鲜发物。

神经性皮炎

㊙㊙ 概述

神经性皮炎是一种皮肤神经功能障碍性疾病，以皮肤革化和阵发性瘙痒为特征。本病好发于项后两侧、肘膝关节部，属中医"摄领疮""牛皮癣"等范畴。本病分为局发型和泛发型两种，临床表现为初期皮损部多为淡红色扁平丘疹，边缘清楚。日久密集成片，皮肤肥厚，皮沟加深，呈皮革样苔藓样变。患者常见阵发性剧烈瘙痒，入夜尤甚。

㊙㊙㊙㊙ 病因病机

中医学认为本病因风热之邪阻滞皮肤，日久不去；或情志不遂，日久化火，凝滞气血，郁于肌肤；或衣领不洁或较硬长期刺激皮肤；或久病，素体阴血亏虚，肌肤失养所致。西医认为本病与大脑皮层兴奋和抑制过程平衡失调有关。

治疗

◎ 针具针法

三棱针法、刺络拔罐法、皮肤针法。

◎ 处方（图 11-25～图 11-28）

风门、肺俞、膈俞、合谷、曲池、血海、皮损局部。

风门：第 2 胸椎棘突下，后正中线旁开 1.5 寸。

肺俞：第 3 胸椎棘突下，后正中线旁开 1.5 寸。

膈俞：第 7 胸椎棘突下，后正中线旁开 1.5 寸。

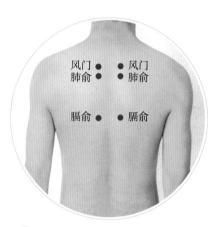

图 11-25　部分处方穴位的体表位置

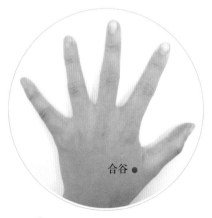

图 11-26　合谷穴的体表位置

合谷：手背部，第 1、2 掌骨之间，第 2 掌骨桡侧中点处。

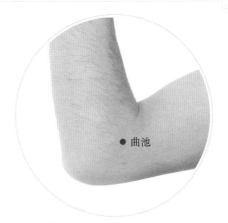

曲池：肘横纹外侧端，屈肘，当尺泽与肱骨外上髁连线中点处。

图 11-27　曲池穴的体表位置

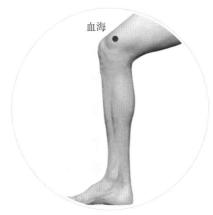

血海：屈膝，髌骨内上缘上 2 寸，当股四头肌内侧头隆起处。

图 11-28　血海穴的体表位置

◯ 操作

准备：选择受术者舒适，施术者便于操作的体位。施术部位常规消毒。

施术：三棱针刺络拔罐：用三棱针点刺风门、肺俞（图 11-29）、膈俞、合谷、曲池（图 11-30）、血海，点刺出血后加拔火罐。在皮损局部用三棱针散刺，出血后加拔罐；或用皮肤针叩刺局部至潮红或微出血为度。以上拔罐一般以 5~15 分钟为宜。罐斑以充血和瘀血为佳，起罐后若还有出血，可再拔火罐，至无出血为度。

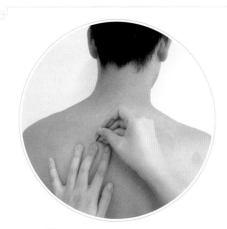
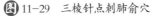

图 11-29　三棱针点刺肺俞穴

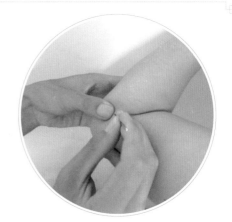

图 11-30　三棱针点刺曲池穴

⚠ 注意事项

以上治疗，可一周 2 次。忌食辛辣刺激，忌用热水烫洗或用刺激性药物外搽。

疔　疮

㊦㊥

疔疮是一种常见的急性化脓性外科症状，因疮形小，根脚坚硬如钉，故名疔疮。本病好发于颜面部和指端。因部位不同分为"人中钉""虎口钉""蛇头钉""红丝钉"。临床表现为初期如粟粒状小脓头，根深如钉，可伴有恶寒、发热等全身症状。继而肿势增大，疼痛加剧，脓头破溃。后期顶高根软溃脓，肿消痛止热退。

㊥㊥㊥

中医学认为本病主要因火毒为患，毒从内发，如恣食肥甘厚味，辛辣炙焮，脏腑蕴热生毒；或毒从外受，如皮肤破溃染毒，或感受风热火毒。内毒或外毒蕴蒸肌肤，以致气血凝滞，热盛肉腐而成疔疮。

治疗

◯ 针具针法

三棱针法、火针法、刺络拔罐法。

◯ 处方（图 11-31~ 图 11-33）

大椎、身柱、灵台、委中、合谷、病灶局部。

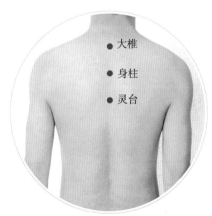

图 11-31　部分处方穴位的体表位置

大椎：后正中线上，第 7 颈椎棘突下凹陷中。

身柱：后正中线上，第 3 胸椎棘突下凹陷中。

灵台：后正中线上，第 6 胸椎棘突下凹陷中。

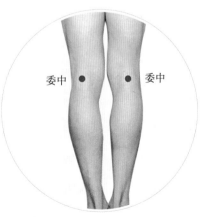

委中：腘横纹中点，当股二头肌肌腱与半腱肌腱的中间。

图 11-32　委中穴的体表位置

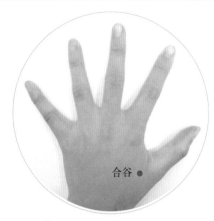

合谷：在手背，第1、2掌骨之间，
当第2掌骨桡侧的中点。

合谷

图 7-33　合谷穴的体表位置

操作

准备：选择受术者舒适，施术者便于操作的体位。施术部位常规消毒。

施术：三棱针刺络拔罐：用三棱针点刺大椎（图11-34）、身柱、灵台、
委中（图11-35）、合谷，用细火针烧至发白后点刺病灶局部数下。

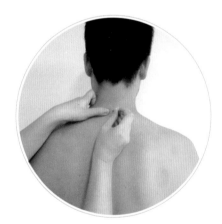

图 11-34　三棱针点刺大椎穴

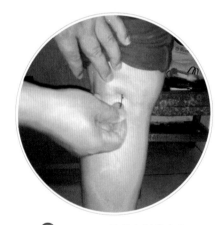

图 11-35　三棱针点刺委中穴

注意事项

以上操作出血后加拔火罐。以上拔罐一般以10~15分钟为宜。起罐后若
还有出血，可再拔火罐，至无出血为度。以上治疗，可隔日治疗1次，每次

选用以上穴位 2~3 个，交替进行。忌食辛辣刺激发物。其中若疔疮发于面部危险三角内或其他不便于拔罐的部位时，则点刺后自然出血，不可挤压。并请外科会诊。

乳 痈

概述

　　乳痈，是指乳房红肿疼痛、排乳不畅，郁结成痈的病证。以初产妇多见，好发于产后 3~4 周。中医又称为"产后乳痈"。相当于西医的急性乳腺炎。临床表现为初期乳房结块，肿胀疼痛，排入不畅，伴有恶寒、发热等全身症状。继而肿势扩大，红肿焮痛，压痛、跳痛，热势升高。一般 5~6 天内成脓，脓成则肿块变软，按之应指。

病因病机

　　中医学认为本病是情志不遂，肝郁化火；或恣食肥甘，胃经积热；或乳头皮肤破溃，外邪侵袭等导致乳房脉络不通，排乳不畅，乳汁蓄积，郁而化热，热腐成脓。本病与胃经、肝经关系密切。西医认为本病是排乳不畅，乳汁蓄积，以致局部乳腺组织出现金黄色葡萄球菌感染所致。

治疗

　⊙ 针具针法

　　三棱针法、刺络拔罐法。

◈ 处方（图 11-36~ 图 11-38）

大椎、肺俞、膈俞、内庭、太冲、少泽、阿是穴（此处专指乳房痈肿部位对应的背部）。

大椎：第7颈椎棘突下凹陷中，后正中线上。

肺俞：第3胸椎棘突下，后正中线旁开1.5寸。

膈俞：第7胸椎棘突下，后正中线旁开1.5寸。

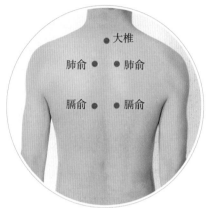

图11-36　部分处方穴位的体表位置

内庭：在足背，第2、3趾间缝纹端。

太冲：在足背，第3、4跖骨结合部前方凹陷处。

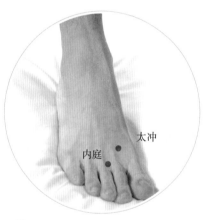

图11-37　内庭、太冲穴的体表位置

少泽：小指尺侧指甲根脚旁0.1寸。

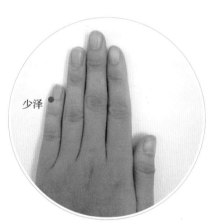

图11-38　少泽穴的体表位置

⊙ 操作

准备：选择受术者舒适，施术者便于操作的体位。施术部位常规消毒。

施术：

（1）三棱针刺络拔罐：三棱针点刺大椎（图11-39）、肺俞、膈俞、内庭及太冲穴，可在点刺出血后加拔火罐或抽气罐（图11-40）。以上拔罐一般以5~15分钟为宜。起罐后若还有出血，可再拔火罐，至出尽瘀血为度。

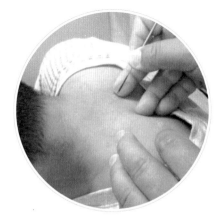

图 11-39　三棱针点刺大椎穴

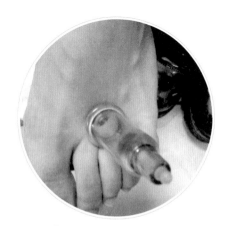

图 11-40　内庭穴刺络拔罐

（2）三棱针点刺少泽：点刺前可推、捋、挤小指，使少泽充分充血。然后用三棱针点刺后，再从小指根部向小指末端施以推、捋、挤动作，直至少泽出血出尽为止。

（3）三棱针散刺阿是穴：乳房痈肿部位对应的背部阿是穴，用三棱针散刺呈梅花状，然后加拔火罐，拔至血色变鲜红为度。

⚠ 注意事项

以上治疗，可每周1~2次。少泽穴和阿是穴选患侧。忌食辛辣刺激，禁生气动怒。

单纯疱疹

概述

单纯疱疹是指在发热或高热过程中，发生在皮肤黏膜交界处的急性疱疹性皮肤病。好发于口角、鼻孔周围、外阴等黏膜交界处，春季多发，多见于儿童和青少年。一般 1~2 周可自愈，但易于复发。中医称之为"热疮""剪口疮""时气口疮"。临床表现为初期患处皮肤发紧、烧灼，出现红斑，继而在红斑上出现针头至绿豆大小的簇集成群的小水泡，晶莹透亮。后期水泡破溃，糜烂底面露出并逐渐干燥，结痂脱落，一般不留痕迹，无全身症状。

病因病机

中医学认为本病是内有湿邪，外感风热毒邪向外发于皮肤；或内有湿邪，又加情志不遂，郁而化热，湿热搏结肌肤所致。西医认为本病是由感染了Ⅰ型和Ⅱ型单纯性疱疹病毒所致。

治疗

◎ 针具针法

三棱针法、刺络拔罐法。

◎ 处方（图 11-41~图 11-46）

大椎、曲池、合谷、血海、三阴交、足三里、太冲、内庭。

大椎：第 7 颈椎棘突下，后正中线上。

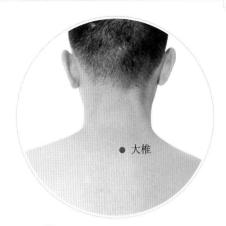

图 11-41　大椎穴的体表位置

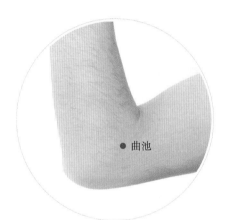

曲池：屈肘成直角，在肘横纹外侧头与肱骨外上髁连线的中点。

图 11-42　曲池穴的体表位置

合谷：在手背，第 1~2 掌骨之间，第 2 掌骨桡侧中点处。

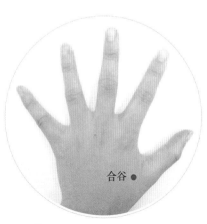

图 11-43　合谷穴的体表位置

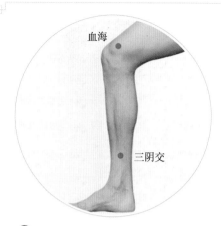

血海：屈膝，髌骨内上
缘上2寸，当股四头肌内侧
头隆起处。

三阴交：内踝尖上3寸，
胫骨内侧缘后方。

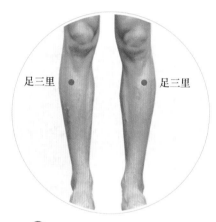

图 11-44 血海、三阴交穴的体表位置

足三里：犊鼻下3寸，
胫骨前嵴外一横指。

图 11-45 足三里穴的体表位置

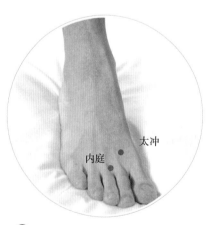

太冲：在足背，第1、2跖骨
结合部之前的凹陷中。

内庭：足背第2、3趾间的缝
纹端。

图 11-46 太冲、内庭穴的体表位置

○ 操作

准备：选择受术者舒适，施术者便于操作的体位。施术部位常规消毒。

施术：用三棱针点刺大椎、曲池、合谷、血海、三阴交（图 11-47）、足三里、太冲（图 11-48）、内庭穴，点刺出血后加拔火罐。以上拔罐一般以 5~15 分钟为宜。罐斑以瘀血为佳，起罐后若还有出血，可再拔火罐，至出尽瘀血为度。

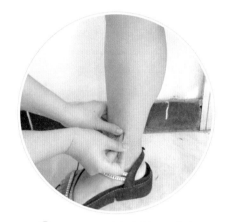

图 11-47　三棱针点刺三阴交穴

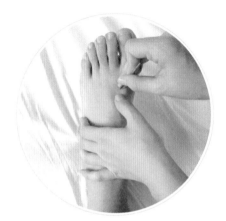

图 11-48　三棱针点刺太冲穴

⚠ 注意事项

以上治疗，一周 1~2 次。忌食辛辣油腻发物。

浸淫疮

概述

浸淫疮临床表现为皮疹呈对称性、多形性损害，可见疱疹、糜烂、渗出、鳞屑、苔藓样变、色素沉着，常伴剧烈瘙痒。一年四季均可发病，且易反复。西医称为急性泛发性湿疹。

病因病机

中医学认为本病是由风湿之邪侵袭肌肤；或各种原因导致体内水液代谢障碍，水湿停聚，郁而化热，湿热搏结，郁于肌肤所致。西医认为本病与变态反应有关，也与个人体质和遗传因素有关。

治疗

⊙ 针具针法

三棱针法、刺络拔罐法。

⊙ 处方（图11-49）

大椎、肺俞、膈俞、脾俞、皮损局部。

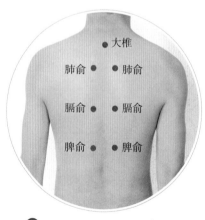

大椎：第7颈椎棘突下，后正中线上。

肺俞：第3胸椎棘突下，后正中线旁开1.5寸。

膈俞：第7胸椎棘突下，后正中线旁开1.5寸。

脾俞：第11胸椎棘突下，后正中线旁开1.5寸。

图11-49　处方穴位的体表位置

○ 操作

　　准备：选择受术者舒适，施术者便于操作的体位。施术部位常规消毒。

　　施术：

（1）用三棱针点刺大椎（图11-50）、肺俞（图11-51）、膈俞、脾俞，点刺出血后加拔火罐。

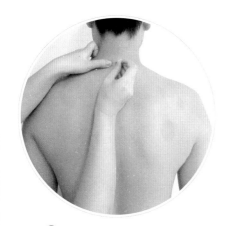

图 11-50　三棱针点刺大椎穴

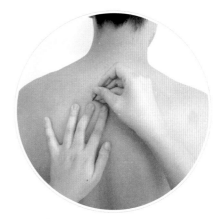

图 11-51　三棱针点刺肺俞穴

（2）皮损局部用三棱针散刺出血后加拔火罐。

⚠ 注意事项

　　以上拔罐一般以 5~15 分钟为宜，罐斑以瘀血为佳，起罐后若还有出血，可再拔火罐，至无出血为度。

　　以上治疗，可每日或隔日治疗 1 次，每次选用以上穴位 2~3 个。病情减轻后改为每周或隔周 1 次。忌食辛辣发物。

黄褐斑

(概)(述)

　　黄褐斑，是指颜面部出现的黄褐色色素沉着斑。本病多见于中青年妇女，偶见男性，中医称之为"蝴蝶斑""黧黑斑"。临床呈对称性蝶形分布于颧部和面颊，也好发于鼻部、额部、口周等处，无自觉症状。

(病)(因)(病)(机)

　　本病多由情志不遂或脾胃亏虚、肝肾不足引起。情志不遂，肝失条达，致气滞血瘀，瘀血阻滞于面；脾胃亏虚，肝肾不足，致精气血化生不足，肌肤失养而发。西医认为本病与女性内分泌失调及精神压力大有关。

治疗

○ **针具针法**

　　三棱针法、刺络拔罐法、皮肤针法。

○ **处方**（图 11-52）

　　大椎、肺俞、膈俞、肝俞、脾俞、斑块局部。

大椎：第 7 颈椎棘突下，后正中线上。
肺俞：第 3 胸椎棘突下，后正中线旁开 1.5 寸。
膈俞：第 7 胸椎棘突下，后正中线旁开 1.5 寸。
肝俞：第 9 胸椎棘突下，后正中线旁开 1.5 寸。
脾俞：第 11 胸椎棘突下，后正中线旁开 1.5 寸。

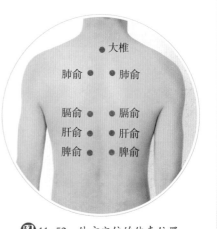

图 11-52　处方穴位的体表位置

图解
刺络放血疗法
TUJIE
CILUO
FANGXUE
LIAOFA

⊙ 操作

准备：选择受术者舒适，施术者便于操作的体位。施术部位常规消毒。

施术：

（1）三棱针刺络拔罐：用三棱针点刺大椎（图 11-53）、肺俞（图 11-54）、膈俞、肝俞、脾俞，点刺出血后加拔火罐。以上拔罐一般以 5~15 分钟为宜。罐斑以瘀血为佳，起罐后若还有出血，可再拔火罐，至无出血为度。

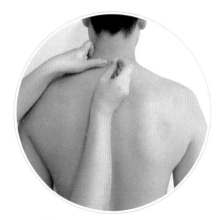

图 11-53 三棱针点刺大椎穴

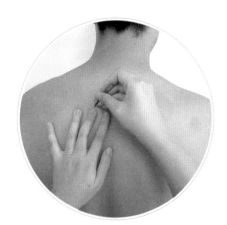

图 11-54 三棱针点刺肺俞穴

（2）斑块局部：用皮肤针叩刺，叩刺至微红或潮红为度，可拔火罐 3~5 分钟，至微出罐斑即可。

⚠ 注意事项

以上治疗，可每周或隔周治疗 1 次。1 个月为 1 个疗程。2~3 个疗程后观察疗效。忌食辛辣油腻。

斑 秃

概述

斑秃是指突然发生的头皮部毛发斑状脱落的病证，严重者头发可全部脱落。本病多见于青年人，病程缓慢，可自行缓解或复发。中医学称为"头风"，俗称"鬼剃头"。临床表现为患部头发突然间成片脱落，呈圆形或椭圆形，大小不一，数目不等。脱发部位平滑光亮，无自觉症状。

病因病机

中医学认为发为血之余，肾主精，其华在发。故本病多由肝肾不足，精血亏虚，或脾胃虚弱，精血化生不足，而至血虚生风；或风邪侵袭；或肝气郁结，气血瘀滞，血不养发等原因而至脱落。基本病机为血虚失荣或气滞血瘀，血不养发。西医认为斑秃病因未完全明了，可能与内分泌失调、自身免疫等因素有关。

治疗

- 针具针法

三棱针法、刺络拔罐法、皮肤针法。

- 处方（图 11-55~ 图 11-57）

风池、大椎、肝俞、肾俞、血海、脱发区域。

风池：后发际正中上 1 寸，胸锁乳突肌与斜方肌上端之间的凹陷处。

大椎：第 7 颈椎棘突下，后正中线上。

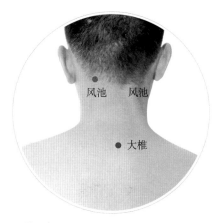

图 11-55　大椎、风池穴的体表位置

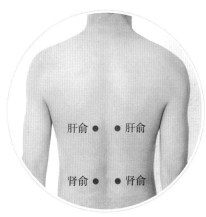

图 11-56　肝俞、肾俞穴的体表位置

肝俞：第 9 胸椎棘突下旁开 1.5 寸。

肾俞：第 2 腰椎棘突下旁开 1.5 寸。

血海：屈膝，髌骨内上缘上 2 寸，当股四头肌内侧头隆起处。

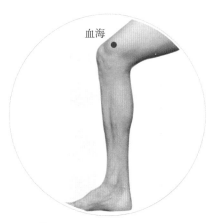

图 11-57　血海穴的体表位置

操作

准备：选择受术者舒适，施术者便于操作的体位。施术部位常规消毒。

施术：

（1）三棱针刺络拔罐：用三棱针点刺风池、血海、大椎（图11-58）、肝俞、肾俞穴（图11-59），点刺出血后加拔火罐。以上拔罐一般以5~15分钟为宜。罐斑以充血或瘀血为佳。

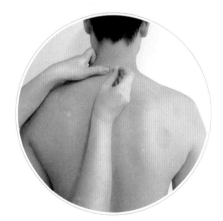

图11-58　三棱针点刺大椎穴

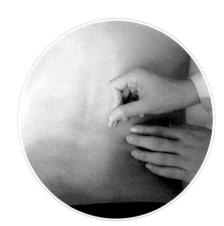

图11-59　三棱针点刺肾俞穴

（2）皮肤针叩刺脱发区域：至微红或潮红为度，叩刺后可用姜汁涂抹。

⚠ 注意事项

以上治疗，三棱针法可隔天1次或每周1~2次。每次选用以上穴位2~3个，交替进行。皮肤针法叩刺脱发区域可每日1次。